JN299206

生体機械工学入門

医学博士 橋本　成広 著
工学博士

コロナ社

序　　　文

　本書は，大学や専門学校において，生体や医療機器に興味を持つ学生が機械工学の基礎を学んだり，逆に，工学を学ぶ学生が生体や医療機器への応用の基礎を学んだりするための入門書である。

　本書は，① 機械と比較しながら，生体（人体）を工学的に解析する，② 生体に適用される機械・医療機器に関連して，生体と機械との共存・協調における問題点を考える，③ 生体を解析するための機械工学の基礎を学ぶ，ことを目指している。

　近年は，人工臓器に代表されるような，生体の一部の機能を代行する機械が開発されている。人工臓器をデザインするには，代行すべき生体機能がわかっていなければいけない。さらに，機械の設計には，定量的な仕様書が必要である。しかし，生体の機能に関しては，定性的な究明と比べて，定量的な把握については十分とは言い難い。疾患の治療に対する経験ほどには，「生体の標準機能に基づくような人工臓器のデザイン」に役立つ情報は集められていない。逆に，人工臓器開発の試行錯誤の過程で，生体を工学的に解明することによって生体の機能が明確になるという側面がある。生体から，新たな機械を開発するためのヒントが得られるかもしれない。

　現代の医療現場では，さまざまな機器が導入されている。しかし，その機器の特性と生体の特性を同時に理解していないと，機器が生体へ適切に使用されない危険性がある。生体と機械との共存・協調を追求することは，生体に適用される機器の改良につながる。

医療現場のみならず，生体の工学的な把握においても，機械工学の全般的な基礎知識が役立つ．本入門書で基礎を概観した読者は，さらに，生理学や機械工学の専門書へと学習を進められることを希望する．

2013 年 3 月

著　　者

目　　　次

1章　生体と機械

1.1　生体の特徴・機械の特徴 …………………………………………………… 1
1.2　生体を対象とする連携分野 …………………………………………………… 5
　章　末　問　題 ………………………………………………………………… 8

2章　単位と計測

2.1　単位と有効数字 ………………………………………………………………… 9
　　2.1.1　単　　　　位 …………………………………………………………… 9
　　2.1.2　有　効　数　字 ………………………………………………………… 12
2.2　計　　　　測 …………………………………………………………………… 12
　　2.2.1　分　解　能 ……………………………………………………………… 12
　　2.2.2　計測システム …………………………………………………………… 14
　　2.2.3　交　流　成　分 ………………………………………………………… 15
　　2.2.4　非　　侵　　襲 ………………………………………………………… 17
　　2.2.5　非線形と平衡 …………………………………………………………… 19
　　2.2.6　雑音と統計法 …………………………………………………………… 20
　章　末　問　題 ………………………………………………………………… 22

3章 材料

- 3.1 変形 ··· 23
  - 3.1.1 変形の分類 ·· 23
  - 3.1.2 試料の切り出しと固定 ······································ 24
  - 3.1.3 原点の決定と計測部分 ······································ 27
  - 3.1.4 応力-ひずみ線図 ··· 28
  - 3.1.5 弾性域と塑性域 ·· 32
  - 3.1.6 球体 ·· 33
  - 3.1.7 曲げ ·· 34
- 3.2 材料物性・破壊 ··· 38
  - 3.2.1 疲労破壊 ·· 38
  - 3.2.2 結晶と格子欠陥 ·· 41
  - 3.2.3 応力集中 ·· 43
  - 3.2.4 複合材料と周囲環境 ·· 45
- 章末問題 ··· 47

4章 流動

- 4.1 流体と固体 ·· 48
  - 4.1.1 流体と圧力 ··· 48
  - 4.1.2 弾性と粘性 ··· 52
  - 4.1.3 粘弾性 ··· 57
- 4.2 流れの抵抗と流速分布 ··· 59
  - 4.2.1 流れの抵抗 ··· 59
  - 4.2.2 ハーゲン・ポアズイユ流 ··································· 61
  - 4.2.3 ハーゲン・ポアズイユ流の成立要件 ····················· 66
  - 4.2.4 クエット流 ··· 67
  - 4.2.5 平行平板間の流れ ··· 71
  - 4.2.6 2次流れ ··· 75

4.3 定常流と非定常流……………………………………………………… 78
    4.3.1 拍　動　流……………………………………………………… 78
    4.3.2 層流と乱流……………………………………………………… 81
章末問題……………………………………………………………………… 84

5章　エネルギー

5.1 物質の状態……………………………………………………………… 85
    5.1.1 温　　　度……………………………………………………… 85
    5.1.2 水素イオン濃度指数…………………………………………… 87
    5.1.3 　熱　　　……………………………………………………… 87
    5.1.4 相　変　態……………………………………………………… 92
5.2 エネルギー変換………………………………………………………… 93
    5.2.1 エネルギーの形態……………………………………………… 93
    5.2.2 変　換　効　率………………………………………………… 94
5.3 物　質　輸　送………………………………………………………… 95
    5.3.1 膜と物質透過…………………………………………………… 95
    5.3.2 浸　透　圧……………………………………………………… 97
章末問題……………………………………………………………………… 100

6章　運　　　動

6.1 力のつり合いと運動制御……………………………………………… 101
    6.1.1 力のつり合い…………………………………………………… 101
    6.1.2 運動の記述……………………………………………………… 105
6.2 潤滑・摩耗……………………………………………………………… 107
    6.2.1 機械要素とシステム…………………………………………… 107
    6.2.2 摩　擦　係　数………………………………………………… 111
    6.2.3 接　　　触……………………………………………………… 112
    6.2.4 表面張力と親水性……………………………………………… 114

vi　目　　　次

　　6.2.5　摩　　　耗 ……………………………………………………… *118*
　　6.2.6　潤　　　滑 ……………………………………………………… *122*
章 末 問 題 …………………………………………………………………… *123*

7章　設 計・加 工

7.1　設　　　　　計 ……………………………………………………………… *124*
　　7.1.1　仕　様　書 ……………………………………………………… *124*
　　7.1.2　設　計　図 ……………………………………………………… *127*
　　7.1.3　表 面 粗 さ ……………………………………………………… *128*
7.2　造 形・加 工 ………………………………………………………………… *131*
　　7.2.1　造形・加工の種類 ………………………………………………… *131*
　　7.2.2　仕上げと生体反応 ………………………………………………… *132*
　　7.2.3　組 み 立 て ……………………………………………………… *134*
章 末 問 題 …………………………………………………………………… *136*

引用・参考文献 ……………………………………………………………………… *137*
章末問題解答 ………………………………………………………………………… *141*
索　　　　　引 ……………………………………………………………………… *148*

1 章
生体と機械

　生体と機械の間には，さまざまな関係がある．また，機械工学が生体と機械の間の橋渡しの役割を果たしている．本章では，生体と機械を比較しながら，生体を扱う学問と機械を扱う学問との連携分野について考える．

1.1　生体の特徴・機械の特徴

　科学技術の歴史においては，生体からヒントを得て機械が発明されたり，生体の機械工学的な理解から生体の機能の一部を代行する機械が発明されたりしてきた（図 1.1）．

　機械（machine）は，複数の部品で構成され，所望の動きを実現する．所望の動きを実現するために，形状，材質，部品構成，エネルギー源，エネルギー伝達・変換，動作の制御方法などを設計し，機械を製作することになる（図 1.2）．

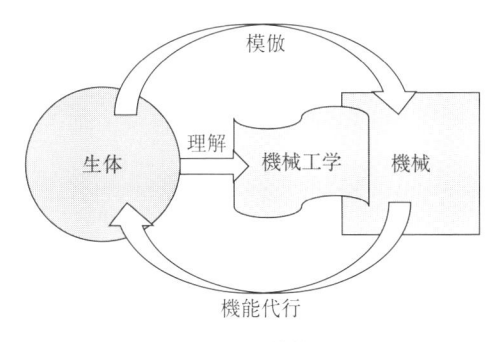

図 1.1　生体と機械の関係

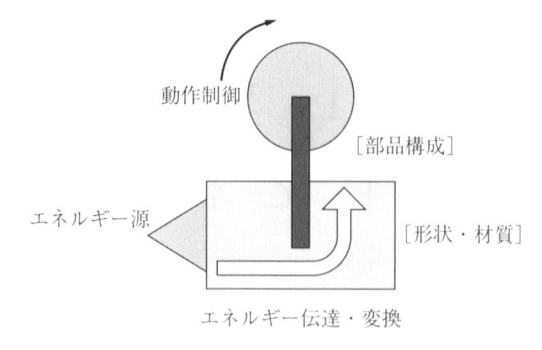

図1.2　機械の特徴

　血液を送る電動の遠心ポンプを例にとってみよう（**図1.3**）。ケーシング，羽根車，電気モータなどの部品で構成される。各部品は，金属，プラスチックなどの材質で製作される。電気的エネルギーが電気モータを介して機械的エネルギーに変換されて，ケーシングの中で羽根車が回転し，遠心作用によって，血液を中心部の入口から吸引し，外周部の出口へと送り出す。

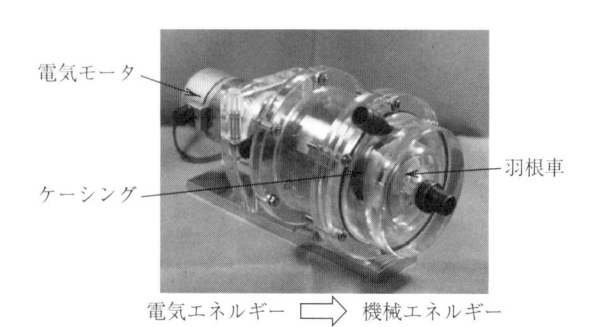

図1.3　電動遠心ポンプ

　工学（engineering）は，仕組みに関して工夫する学問である。その対象は，人工的なものに限定されず，自然や人間社会にまで及び，材料工学，化学工学，機械工学，電気・電子工学，土木工学などの分野が含まれる。日本では建築学も工学の分野に分類されている。近年では，制御工学，システム工学，情報工学，社会工学，人間工学，環境工学，生命工学，デザイン工学などの分野をはじめ，多くの分野が発展し，分野を表現する名称も増加している。

その中で，**機械工学**（mechanical engineering）では，機械の仕組みに関して工夫する。すなわち，ある仕組みを**設計**（design）し，製作し，動かすという過程での工夫を学ぶ。また，新しい仕組み，機械を創造する。

変形や運動が生じるとき，その原因となる**力**（force）を考えることになる。**機械力学**（dynamics of machinery），**材料力学**（strength of materials），**熱力学**（thermodynamics），**流体力学**（fluid dynamics）などの「力」に関する学問が，機械工学の基礎とされるゆえんである。力は複数の物体間で相互作用を生じる。正電荷と負電荷の間の電気力，N極とS極の間の磁気力，その他，万有引力，ファンデルワールス力，核力などに分類される。

相手の物体を意識せずに，力を生じるような**場**（field）を仮定することもあり，重力場，電場，磁場などに分類される。例えば，地球上では，物体が地球に引かれて高いところから低いところへ落下する。地球を意識せずに，重力場を仮定して，重力加速度と質量の積に相当する重力が作用すると考える。

生体（organism）も，複数の部分から成り，エネルギーを消費しながら動作するという観点で，機械と類似している。外界から物質を取り込んだり，外界へ物質を排出したりしながら，化学的エネルギーを電気的エネルギーや機械的エネルギーへ変換し，動作する（図1.4）。

機械においては，あらかじめ所望の動作を再現できるように設計する。他方，生体においては，所望の動作の実現を目指して，学習・トレーニングを繰り返す。機械は，安定性を目指して設計される。他方，生体では，多様性を維

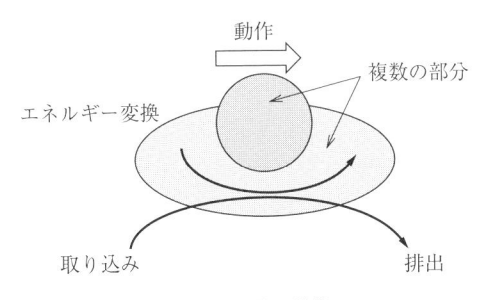

図1.4　生体の特徴

4 　 1. 生体と機械

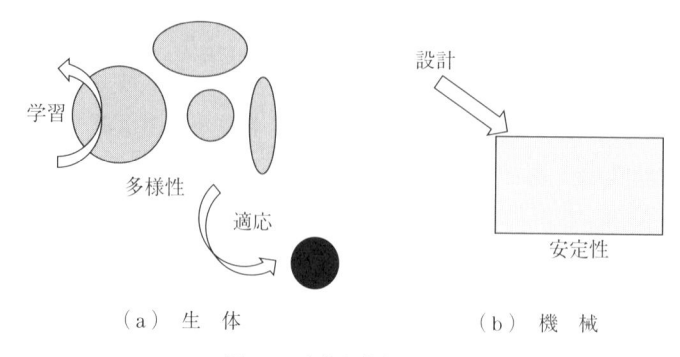

(a) 生体　　　　　　(b) 機械

図 1.5　生体と機械の違い

持しながら，周囲環境に適応する（**図 1.5**）。

　生体の動作，およびその仕組みを模倣することによって，新しい機械が設計されることがある。例えば，生体と同様の動きを実現する**ロボット**（robot）が設計されている。さらに，生体の仕組みを参考にして，生体にできないような動きや，生体とは異なる動きを実現する機械も設計されている。

　手術ロボット（surgical robotics）と呼ばれるものでは，生体には不可能であった動きを実現し，新たな術式へと展開している。回転運動や，細かい動き，長時間にわたる安定性などが応用されている。組織の裏側へまわって動いたり，連続的に縫い合わせたりできる。

　また，生体の動作や生命活動を補助するために機械が設計されることもある。生体の弱点を補ったり，一部の機能を代替したりする。

　パワーアシストスーツ（powered exoskeleton）では，健常者が装着することによって，重量物の保持・移動を助ける。あるいは，弱くなった筋を支えて，運動機能を補助する。介護者を支援するロボットばかりでなく，被介護者が自立するためのロボットもある。人間の日常の運動機能をさまざまな形で，機械が代替している。

　膜型人工肺（membrane oxygenator）は，膜を通して酸素ガスを血液中に取り込み，二酸化炭素ガスを血液中から排出することによって，肺のガス交換機能を補助する（5.3.1 項参照）。また，**補助人工心臓**（ventricular assist system）ポンプは，血液を静脈系から動脈系へ送ることによって，心臓の血液ポンプ機能を補助する。

1.2　生体を対象とする連携分野

通常の機械は，「無数の原子の集団」の全体としての平均的なふるまいを対象としている。このため，均質化を追求し，機械ごとの差がなくなるような方向で設計される。材質を均質化したり，温度を一定に維持したりして，条件をそろえようとする。

これに対して，生体には，個別の個性がある。これを**個体差**（individuality）と呼ぶ。また，生体では，時間とともに成長・老化などの変化が起こる。この「個体差」や「時間に伴う変化」が前提条件となり，**統計**（statistics）的な処理によって事象が表現される（**図1.6**）。同じ操作を何回も繰り返したり，多くの標本を収集したりして，その分布や平均値を求める。

ただし，機械に関しても，個々の原子の動きが問題になるようなレベルでは，統計的な表現が用いられる。放射性物質から単位時間に放出される放射線

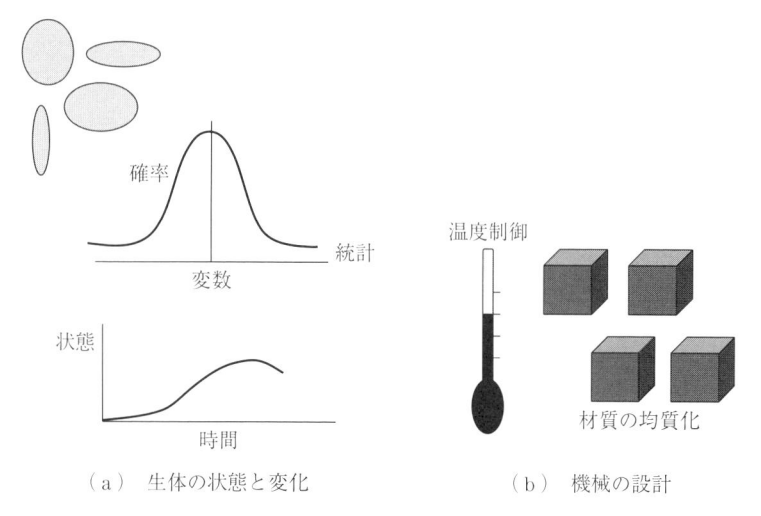

（a）生体の状態と変化　　　　（b）機械の設計

図1.6　個体差と均質化

量は，平均値を中心として分布する。

各学問の連携分野では，既存の分野を超えた発想が必要である。そのためには，分野内向的な発想から離れてみるとよい。各専門分野で積み上げてきた論理に固執することが，新しい発想の妨げになることがある。

専門用語（technical term）や**法則**（law）などは，分野ごとに異なる意味を有することがある。例えば，**コントロール**（control）という用語を，工学では**制御**という意味に用いることが多い。状態を目標に近づけるように調節することを意味する。これに対して，生物・医学分野では**対照**という意味に用いることが多い。ある条件を与えた場合に対して，与えなかった場合（基準）を意味する（**図1.7**）。

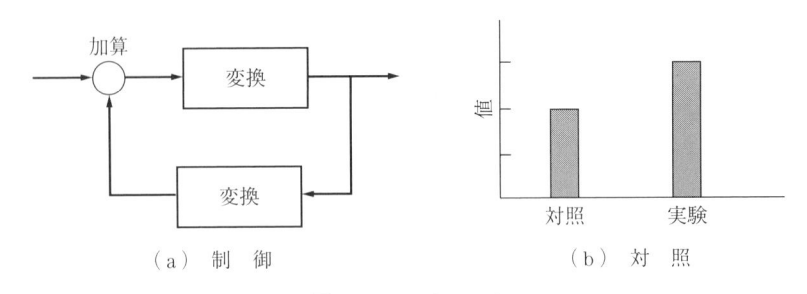

図1.7　コントロール

新しい分野の学習では，先入観にとらわれずに，観察力を養うことが重要である。異文化に触れることと類似するところがある[1]†。従来の価値観にとらわれることなく，コミュニケーションを試みながら新しい文化を学んでいく。

生体機械工学（biomechanical engineering）は，機械工学を中心として，電子工学・材料学などの理工学のみならず，生物学や医学・薬学とも連携した分野である（**図1.8**）。連携分野の学習においては，各分野に直接触れることが望ましい。

例えば，**人工心臓**（artificial heart）を例にとってみよう。その機能を血液ポンプと考えると，機械として設計することになる。電動の場合は，電気・電

---

†　肩付き数字は，巻末の引用・参考文献番号を表す。

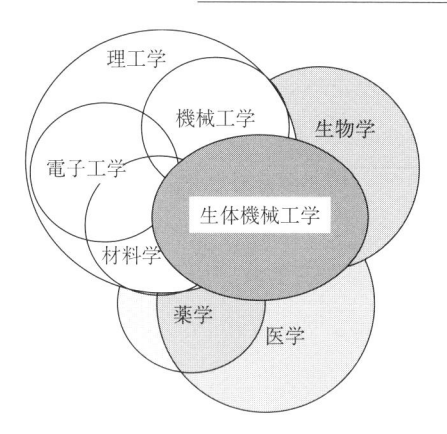

図1.8 生体機械工学の連携分野

子工学の知識を応用することになる。耐久性や血液適合性などについては，材料学の助けが有効である。生物学や医学・薬学の知識から，生体の心臓の機能を知ることが必要である。

分野をまたぐカリキュラムは，体系化されていないために，学習者が科目間の関連を理解しにくい。しかし，見方を変えると，体系化された順番に学ぶのではなく，科目間の関係を強く意識して学ぶことにより，新たな発想が生まれる可能性がある。

ブリッジカリキュラム（bridge curriculum）（**図1.9**）では，複数の分野にまたがるガイドが科目間の橋渡し役を担っている[2]（例えば，心電図の計測原理

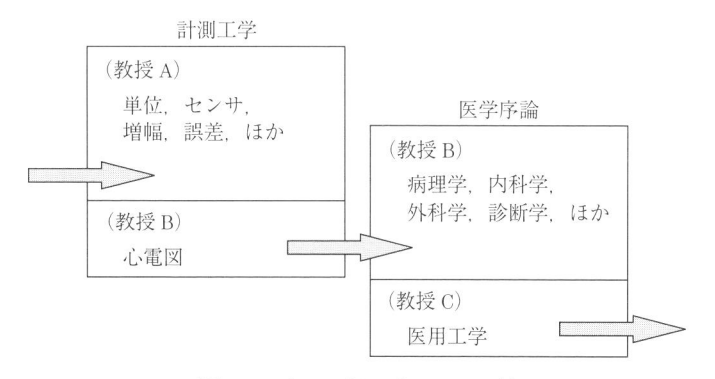

図1.9 ブリッジカリキュラムの例

を計測工学で紹介し，その生理学・医学的な意義を医学序論で講義するなど）。ガイドは，複数の分野にまたがった学修経験を駆使することになる。

生体機械学（biomechanics）は，生体と機械の間の連携分野に位置している。ほかにも，生体と流れの連携分野としての**生体流体学**（biorheology），生体と材料との連携分野としての**生体材料学**（biomaterials），生体と電気・電子との連携分野としての**生体電子工学**（bioelectronics）など，多くの分野が発展している。

双方の学問分野に深く触れ，その上で，個々の分野にとらわれない好奇心と洞察力を持って，新しい分野を切り開いてほしい。

章 末 問 題

問1.1 以下のものを,機械と機械以外に分類せよ．その際,分類の根拠を示すこと．
　　　紙飛行機，計算機，光学顕微鏡，電子顕微鏡，イヤホン，杖（つえ），義足，自転車，階段，エスカレータ，照明，人感照明，印刷機，形状記憶合金，動物細胞，人工臓器を埋め込んだ人間

問1.2 機械工学と周辺分野の関係，およびその関係を生かした技術について，例を挙げて説明せよ．

問1.3 機械工学と他の分野とで，異なる意味に用いられる用語を挙げよ．

2 章
単 位 と 計 測

　生体を工学的に理解するには，定量的な表現が必要である．物理量を定量的に表現するには，単位を定義しなければならない．生命現象を定量的にとらえるための計測には，さまざまな工夫が必要である．本章では，生体計測の問題点[3〜5]を考えながら，単位と計測の基礎を学ぶ．

2.1 単位と有効数字

2.1.1 単　　　位

　生体に関する現象を定量的に扱うには，定量的に表現できる**変数**（parameter）の設定，および，変数を定量的に計測する方法の確立が必要である．

　変数を定量的に表現するために，**単位**（unit）が使用される．単位は，人体を基にして発展してきた．日本では，寸・尺といった長さの単位が，ヒトの手・指の幅を基準に決められた．1秒は**心周期**（cardiac cycle）にほぼ等しい．温度においても，華氏では体温に近い温度を $100\,°\mathrm{F}$ としている．摂氏 C〔℃〕と華氏 F〔°F〕との関係は，次式で表される．

$$F = \frac{9}{5}C + 32 \tag{2.1}$$

　和・差を算出する際には，単位をそろえなければならない．m から kg を引いたりしてはいけない．身長から体重を引いた値を，体格を表す変数とするのは，単位系の考え方と矛盾している．他方，変数の乗除によって定義される新しい変数の単位を，単位の乗除によって定めることができる（例えば，速度の単位を m/s と定めるなど）．

現在では，万国共通の単位系として，**SI単位系**（Le Système international d'unités）が制定されている。時間 s，長さ m，質量 kg，電流 A，温度 K，物質量 mol，光度 cd の七つの**基本単位**（base units）が定められている（**表 2.1**）。単位の基準は，精度や再現性を追求しながら定義されてきた。質量に関しては，キログラム原器（白金とイリジウムから成る円柱）が用いられてきたが，新たな基準として磁場の力が検討されている。

表 2.1 SI基本単位

量	記号（名称）	基　　準
時間	s（秒）	放射の周期
長さ	m（メートル）	真空中での光速
質量	kg（キログラム）	キログラム原器
電流	A（アンペア）	電流間の力
温度	K（ケルビン）	水の三重点
物質量	mol（モル）	アボガドロ数
光度	cd（カンデラ）	単色放射

基本単位の乗除によって組み立てられた単位を**組立単位**と呼ぶ[3]。組立単位の中には，ニュートン〔N〕（=〔m·kg·s^{-2}〕），パスカル〔Pa〕（=〔m^{-1}·kg·s^{-2}〕），ジュール〔J〕（=〔m^2·kg·s^{-2}〕），ワット〔W〕（=〔m^2·kg·s^{-3}〕）など，人名に由来する固有の名称が割り当てられているものもある。基本単位の指数の集まりを**次元**（dimension）と呼ぶ。例えば，密度は「質量」と「長さのマイナス3乗」の積の次元ということになる。無次元の物理量には単位がない。

「振動数」は時間当りの回数である。単位は s^{-1} であるが，Hz（ヘルツ）という固有の単位も用いられる。

「放射能」は単位時間の線量で表される。単位は s^{-1} であるが，Bq（ベクレル）という固有の単位も用いられる。

放射線の吸収量は「物体の質量当りに吸収されるエネルギー」として表されるので，単位は J·kg^{-1} であるが，Gy（グレイ）という固有の単位も用いられる。また，生体に対する影響を扱う場合には，Sv（シーベルト）という固有の単位を用いている。Sv の単位も J·kg^{-1} であるが，放射線の種類による影響の違いを評価するために「線質係数」を乗じた数値となっている。

大きな値や小さな値を表現しやすくするために，Y，Z，E，P，T，G，M，k，h，da，d，c，m，μ，n，p，f，a，z，yを付す（**表 2.2**）。これらは，10 の累乗倍の数を表す接頭辞である。時間においては，ks（キロ秒），Ms（メガ秒）といった表記よりも，60 秒を 1 分，60 分を 1 時間などとする 10 の累乗倍以外の表記が用いられることが多いので，注意が必要である。

表 2.2　10 の累乗倍の接頭辞

記号（名称）	累乗倍	記号（名称）	累乗倍
Y（ヨタ）	$\times 10^{24}$	d（デシ）	$\times 10^{-1}$
Z（ゼタ）	$\times 10^{21}$	c（センチ）	$\times 10^{-2}$
E（エクサ）	$\times 10^{18}$	m（ミリ）	$\times 10^{-3}$
P（ペタ）	$\times 10^{15}$	μ（マイクロ）	$\times 10^{-6}$
T（テラ）	$\times 10^{12}$	n（ナノ）	$\times 10^{-9}$
G（ギガ）	$\times 10^{9}$	p（ピコ）	$\times 10^{-12}$
M（メガ）	$\times 10^{6}$	f（フェムト）	$\times 10^{-15}$
k（キロ）	$\times 10^{3}$	a（アト）	$\times 10^{-18}$
h（ヘクト）	$\times 10^{2}$	z（ゼプト）	$\times 10^{-21}$
da（デカ）	$\times 10$	y（ヨクト）	$\times 10^{-24}$

　生体周辺の単位では，慣用的に SI 単位以外の単位が使用されている。SI 単位と対応させながら見直してみるとよい。例えば，血圧の単位として，慣用的に mmHg が用いられることが多い。SI 単位では，圧力の単位は Pa である。1 mmHg は 133 Pa に等しい。

　ヒトや動物が摂取・代謝する熱量には，cal（カロリー）や kcal（キロカロリー）が用いられる。もとは，1 g の水の温度を標準大気圧下で 1℃ 上げるのに必要な熱量を 1 cal としていた。ただし，水の温度によって必要な熱量が変わるため，出発点の温度とともに定義する必要があった。こうした温度による変化を統一するために，1 cal = 4.184 J と定義するようになった。

　水溶液の濃度において，密度が $1\,\mathrm{g \cdot cm^{-3}} = 100\,\mathrm{g \cdot dL^{-1}}$ に近いことから，$\mathrm{g \cdot dL^{-1}}$ が慣用的に％と表示されることがある。しかし，単位の乗除で組み立てられた単位と割合の％を混同してはいけない。SI 単位では $\mathrm{kg \cdot m^{-3}}$ が密度の単位である。

2.1.2 有効数字

数値に単位を付して初めて物理量となる。計測された数値には，精度に応じた誤差が含まれる。誤差を考慮した上で，確からしいと考えられる数値を**有効数字**（significant figures）と呼ぶ。先頭側の0は，有効数字には含まれない。最小桁の0は有効数字に含まれ，誤差が含まれている。

全桁数で「有効数字〇桁」と表示する。例えば，0.0304では，3と0と4で有効数字3桁（先頭側の0を除く），3600では，3と6と0と0で有効数字4桁と表示する。

演算においては，誤差が伝播（ぱ）するので，有効数字に注意する必要がある。和・差においては「有効数字の位」，積・商においては「有効桁数」が誤差の伝播に影響する（問2.3参照）。

特に，差においては，**桁落ち**に注意する。例えば，$3.14-3.13=0.01$という演算においては，有効数字3桁の差が有効数字1桁となる。演算の途中で減算が出てくる場合は，注意が必要である。

50年は，60秒×60分×24時間×365日×50年＝1.6×10^9 s である。また，6時間は，60秒×60分×6時間＝2.2×10^4 s である。すなわち，6時間は50年の1.4×10^{-5}倍であり，有効数字5桁目で初めて現れる数値である。**脳死**（brain death）判定で用いられる「6時間後に，再度，判定する」というのは，気が長いようにも思える。しかし，個体の一生という時間レベルから見ると，長すぎることはないかもしれない。1.70 m の身長を mm まで測定する場合は，有効数字4桁目の精度に相当する。

2.2 計 測

2.2.1 分解能

対象を識別できる能力を**分解能**（resolution）と呼ぶ。生体では，時々刻々と各量が変化しているので，適切なタイミングで計測する必要がある。変動の速い現象では，計測間隔を十分に短くする必要がある（時間分解能）。他方，

時間平均で評価する現象では，十分に長くする必要がある。

心臓における細胞膜電位（5.3.2項参照）の変動パルスの伝播に起因する体表面での電位変動を**心電図**（electrocardiogram）と呼ぶ。心電図は，生体内の2地点間の電位差として計測される。例えば，**図2.1**で，V_a と V_b での「脱分極と再分極のタイミングの差」が，$V_a - V_b$ のような波形として計測される。

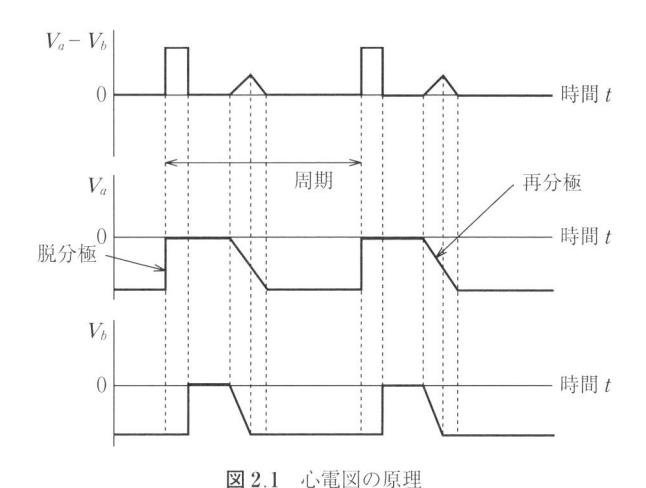

図2.1 心電図の原理

活動電位の変動がすべての地点で同時に起こるならば，2地点間の電位は等しい。しかし，地点ごとに脱分極や再分極の速度やタイミングが異なると，地点間の電位差が計測されることになる。例えば，活動電位の電気パルスの伝播方向が逆転すると，心電図の変動方向が逆に（プラスからマイナスへ，またはその逆）なって計測される。

変動周期・タイミング，変動方向によって，心臓における電位パルスの伝播状況を推定できる。スペクトル解析によって，波形を類型化できる[6]。ふるい分け試験として，心疾患の診断に役立つ。

瞬時の計測では判定できない事象がある。**脳死判定**では，脳波を6時間後に再度計測する。ホルター心電計では，24時間以上にわたって心電図を記録する。不整脈の検出や，ペースメーカの機能の判定に用いている。

不均一・非平衡の対象では，局所の計測が必要なのか（空間分解能），広範

囲の平均が必要なのかを判定する必要がある。**免疫染色**（immunostaining）では，抗原抗体反応を応用して，特定のたんぱく質について組織・細胞における空間的な分布を測定する（図2.2）。

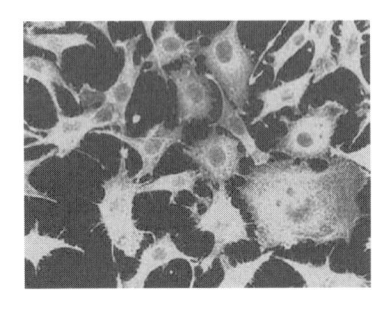

写真の横幅が0.27 mmに相当。

図2.2 繊維芽細胞の免疫染色

2.2.2 計測システム

計測においては，被計測物だけではなく，計測装置側を含めたシステム全体の状況を把握することが重要である。例えば，計測装置側に電気回路が含まれる計測システムにおいては，目的とする信号に関して，計測装置側の電気回路の周波数特性を考慮しなければならない。

電気抵抗の計測において，試料に対して計測装置の電極自体の抵抗を無視できない場合には，**4端子法**（four-terminal method）が用いられる。大きな電流を流す「電流端子」と，小さな電流しか流さない「電圧端子」とに分割する方法である。電流を小さくすることによって，電圧端子部分での電圧の降下の影響を和らげている。

電極の本数を増やさずに，測定部に配置するものを1本として，その電極自体を振動させる方法（**振動電極法**）がある（図2.3(a)）。電極の振動によって，固定電極と振動電極の間の抵抗がRと$R+\Delta R$の間で変動する。このΔRは，振動電極近傍の情報を反映している。

振動数に対応する信号を取り出すことによって電極近傍の局所を計測する[7]。例えば，固定電極と振動電極の位置を入れ替えて，振動電極を卵黄に刺入するか卵白に刺入するかによって，異なる信号を検出できる（4.1.2項参

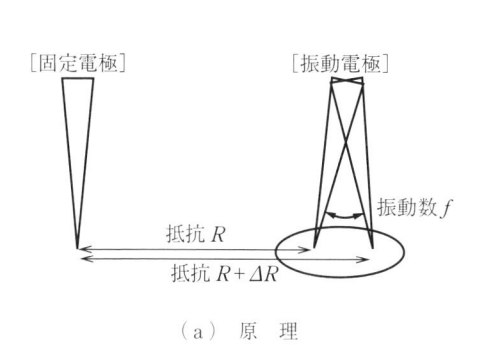

[固定電極]　　　[振動電極]

抵抗 R
抵抗 $R+\Delta R$
振動数 f

（a）原　理

細胞　　電極

0.05 mm

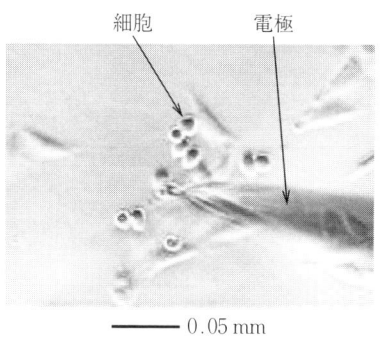

（b）振動電極の細胞への刺入

図 2.3　振動電極法

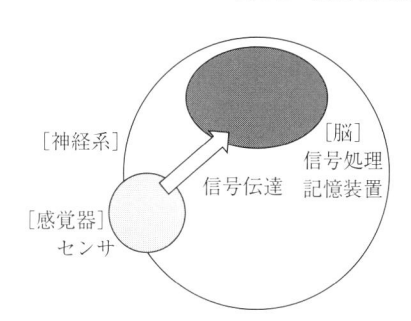

[神経系]
[脳]
信号処理
記憶装置
信号伝達
[感覚器]
センサ

図 2.4　生体システム

照）。電極先端を細くすることによって，細胞への刺入も可能である（**図 2.3 (b)**）。

生体自体を計測システムと対比して研究することもできる（センサとしての感覚器，信号伝達装置としての神経系，信号処理・**記憶装置**（memory）としての脳など，**図 2.4**）。

2.2.3　交　流　成　分

細胞膜（cell membrane）は，**脂質二重層**（lipid bilayer）で構成されている。脂肪組織や細胞膜は，直流に対する電気抵抗が大きい（**図 2.5**）。電気回路におけるコンデンサと同様に容量成分と考えることができる。

電圧が変動すると電荷の移動が起こるが，電圧のピークと電流のピークのタイミングがずれる。電荷の移動速度（電流）がピークを過ぎて 0 になったとき

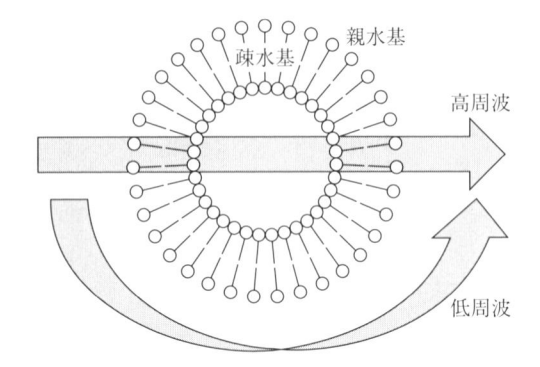

図 2.5 脂質二重層と電気信号

が，電荷の蓄積が飽和したとき，すなわち電圧のピークとなる。細胞膜では，低周波信号よりも高周波信号のほうが伝達されやすい。

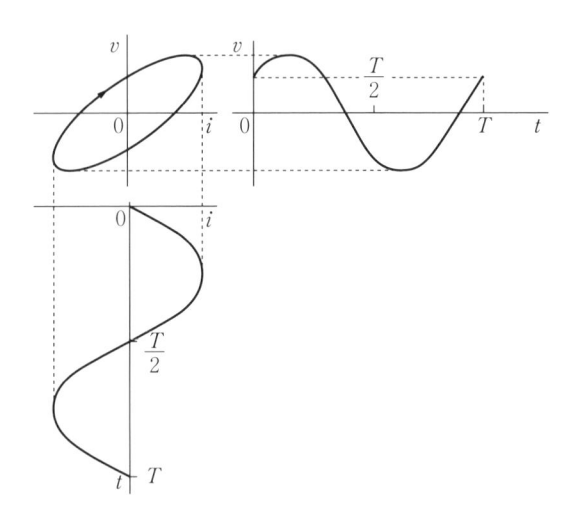

正弦波交流を印加した場合に，電流 i と電圧 v の変動をおのおの x 軸，y 軸に入力すると，x-y 平面に周期的に楕円などの図形が描画される。たがいに直交する二つの単振動で描画される点の軌跡を**リサジュー図形**（Lissajous figure）と呼ぶ。**図 2.6** において，t は時間，T は周期であり，矢印は軌跡の回転方向を示す。

図 2.6 リサジュー図形

容量成分の割合は，細胞膜や脂肪組織の分布を反映している。リサジュー図形から組織インピーダンスの容量成分の割合を読み取ることによって，細胞の密度・配列状態や，脂肪成分などの組織の類型化が可能である（**図 2.7**）。

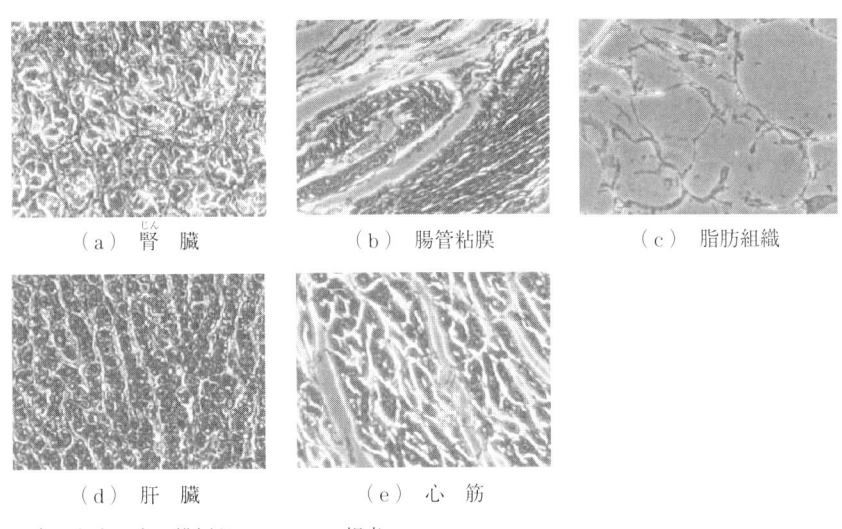

（a）腎臓　　　　（b）腸管粘膜　　　　（c）脂肪組織

（d）肝臓　　　　（e）心筋

各図とも写真の横幅が 0.35 mm に相当。

図 2.7 生体組織の類型化[8]

2.2.4 非 侵 襲

生理液体の pH（5.1.2 項参照）は，生理現象にとって重要な環境条件である。通常，pH 電極を液中に浸して計測する。他方，光の透過度で計測できれば，電極を浸漬しにくい場合や，局所の計測の場合に役立つ（**図 2.8**）。例えば，培養液に pH 指示薬が溶解している場合には，指示薬の発色に合わせた特定波長の光の透過度を利用できる[9]。

レーザ（laser）**光**は，波長がそろっており，直進性がある（**図 2.9**）。非接触計測や局所計測に対して有効である。光源からの光を，フィルタやプリズムを通して，試料へ導く。拍動に伴う動脈血管壁の周期的変形[10]，培養筋管の収縮などの計測に応用できる。

計測によって，被計測物の状態が変化してしまうことを考慮する必要があ

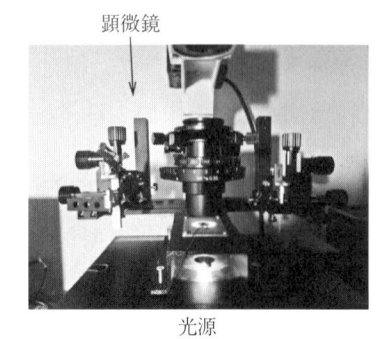

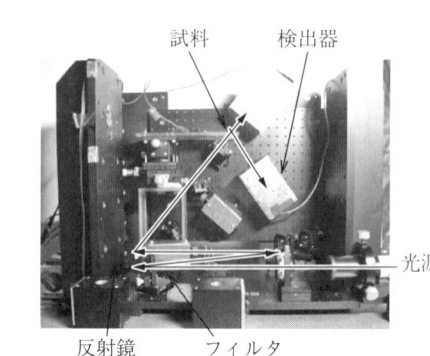

図2.8 光によるpH計測　　図2.9 レーザ光による計測[1]

る。接触による影響を防ぐためには，非接触による計測が有効である。生体に対して影響があることを**侵襲**（invasive）と呼ぶ。**非侵襲**（non-invasive）になるように工夫することが重要である。

例えば，体温の計測について考えよう。慣用的な体温計では，感温部を被測定部に接触させて測定する。これに対して，赤外線温度計を用いれば，冬眠中の動物の皮膚温度を非接触で計測できる（**図2.10**）。

一般に，流量の計測では，挿入した流路抵抗の両端での圧力差（4.2.1項参照）や浮子の動きを利用する。しかし，流路抵抗や浮子の挿入は，流路抵抗を増加させ，元の流れを乱す。

これに対して，元の流れをできるだけ乱さない方法として，流れる粒子に照射した波の反射における「**ドップラー効果**（Doppler effect）」を利用する方法や，流れによる「波の伝播速度の変化」を利用する方法がある。血流中の赤血球からの反射波におけるドップラー効果も利用される。

また，生理液体は電解質溶液なので，**電磁流量計**（electromagnetic flowmeter）を適用できる。電流に垂直に一定磁界を加えておくと，両者に垂直な方向に電圧が生じる。この電圧は電流に比例する。生理流体の流量の増加は電流の増加と同じ効果があるので，この電圧によって流量を測定できる（**図2.11**）。

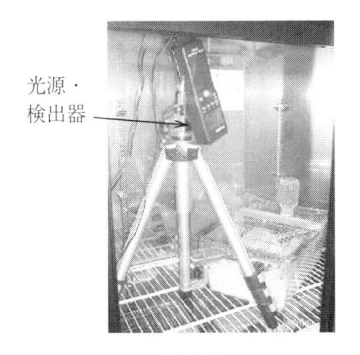

図 2.10 赤外線による皮膚温度計測[12]

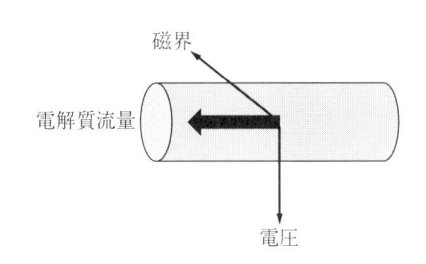

図 2.11 電磁流量計の原理

2.2.5 非線形と平衡

ある入力に比例した出力が得られる場合には，線形の関係式を用いることができる．これに対して，比例していない場合を**非線形**（non-linear）と呼ぶ．生体では，**閾値**（threshold）を超えて初めて信号が出力される場合が多い．すなわち非線形なので，計測の変域の選択が重要である．

周囲環境に左右される計測においては，同一環境に置かれた標準信号と比較することによって，計測の精度を上げることができる．標準信号と平衡させる方法を**零位法**（zero method）と呼ぶ．

例えば，天秤において標準質量と平衡させれば，地球上でも月面上でも，重力変化の影響を受けずに質量を計測できる（図 2.12）．また，**ホイートストンブリッジ**（Wheatstone bridge，図 2.13）において，検流計 G に電流 i が流れないようにすれば，点 b と点 c の電位が等しくなる．このとき，抵抗 R_1, R_2, R_3, R_x の間に，次式が成立する．

$$\frac{R_2}{R_1} = \frac{R_3}{R_x} \qquad (2.2)$$

三つの抵抗 R_1, R_2, R_3 が既知であれば，未知の抵抗 R_x を求められる．

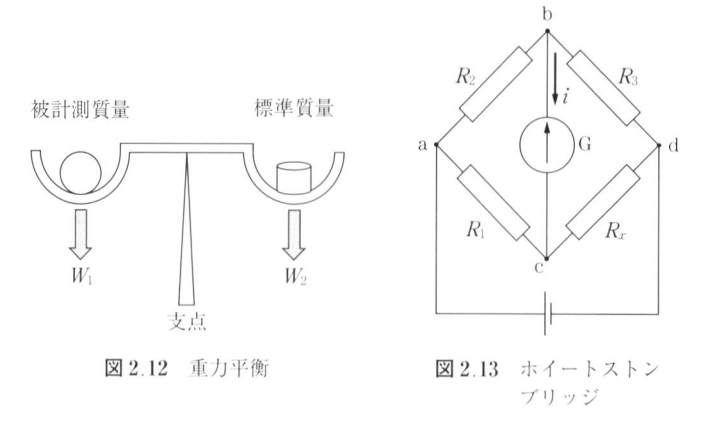

20   2. 単位と計測

図 2.12　重力平衡

図 2.13　ホイートストン
　　　　 ブリッジ

2.2.6　雑音と統計法

一般に，計測で得られた信号には，不要な信号が含まれている。この不要な信号を**雑音**（noise）と呼ぶ。必要な信号と不要な信号の大きさの比を **SN 比**（signal to noise ratio）と呼ぶ。

適切な**プローブ**（probe，探針）を用いて，共振の原理によって，必要な信号を強調できる。例えば，円筒ケージ型の 1 次コイルの中に 2 次コイルを挿入して（図 2.14（a））膝（ひざ）からの信号をとらえることによって，SN 比を高くして，**核磁気共鳴画像**（magnetic resonance image, MRI，図 2.14（b））における膝関節軟骨の画像の質を上げる試みがある。

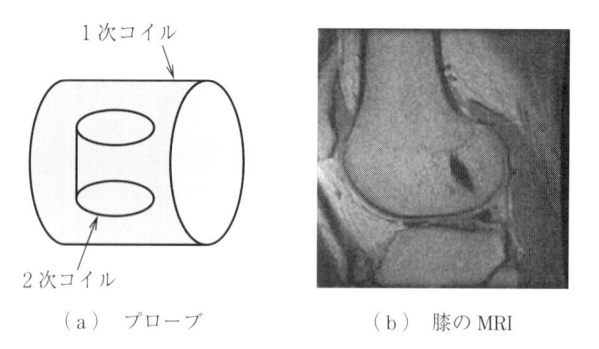

（a）プローブ　　　　　（b）膝の MRI

図 2.14　MRI[13]

生体は，個体ごとに個性（**個体差**）がある。また，生体は，成長を含めて時間とともに状態が変化する。したがって，生体計測においては，計測値のばらつきが前提となっている。

ばらつきによる誤差を補正するために，N 回の測定値 x_k の**平均値**（mean value）μ を用いる。

$$\mu = \frac{1}{N} \sum_{k=1}^{N} X_k \tag{2.3}$$

また，ばらつきの程度を表す指標として，**標準偏差**（standard deviation）σ が用いられる。

$$\sigma = \sqrt{\frac{\sum_{k=1}^{N}(X_k - \mu)^2}{N}} \tag{2.4}$$

ある条件を生体に課した場合の効果を判定するのに用いられる手法の一つとして，**平均値の差の検定**がある。「条件を課したグループ」と「条件を課していないグループ」に分けて，各グループにおける効果の平均値の差が有意であるかを検定する。

統計的に傾向を把握するためのデータの個数を**標本数**（number of samples）と呼ぶ。**正規分布**（normal distribution）から導かれる統計計算が多用されるが，分布の形状や標本数など，統計処理の前提条件を吟味する必要がある。十分な標本数を用いた統計処理が重要である。

例えば，標準偏差 σ が等しい正規分布の二つの群，A 群と B 群を考える。A 群，B 群ともに標本数は等しく，N とする。A 群の平均値 μ_A と B 群の平均値 μ_B の差 $\mu_A - \mu_B$ が標準偏差 σ と等しいときを考える。このとき，標本数 9 以上で 5 % の**危険率**（significance level），標本数 16 以上で 1 % の危険率で，A 群と B 群の平均値の間に差があると判定される（**図 2.15**）。危険率が小さいほど，標本が全体に及んだときの推定に誤りがないことを示す。

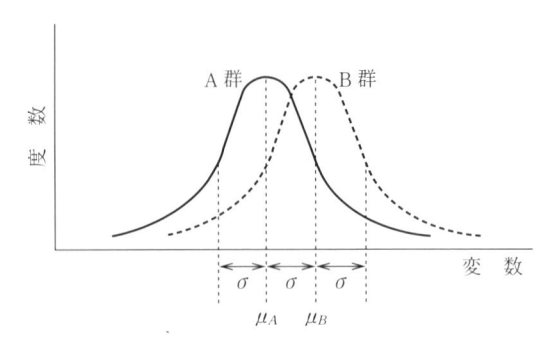

図 2.15 平均値の差の検定

章 末 問 題

問 2.1 「動脈圧」100 mmHg,「心拍出流量」毎分 6.0 リットル,「脈拍数」毎分 70 回,「1 日の代謝」1 000 kcal,「心臓の仕事率」1.0 W を, おのおの SI 基本単位の積で表示せよ。

問 2.2 測定値においては, 1+1+1=3 になるとは限らないことを説明せよ。

問 2.3 3.14×2.236 の計算結果の有効数字を確かめよ。おのおのの値が下位の位での四捨五入の結果と考えてみよ。

問 2.4 零位法の例を挙げて説明せよ。

3 章
材　料

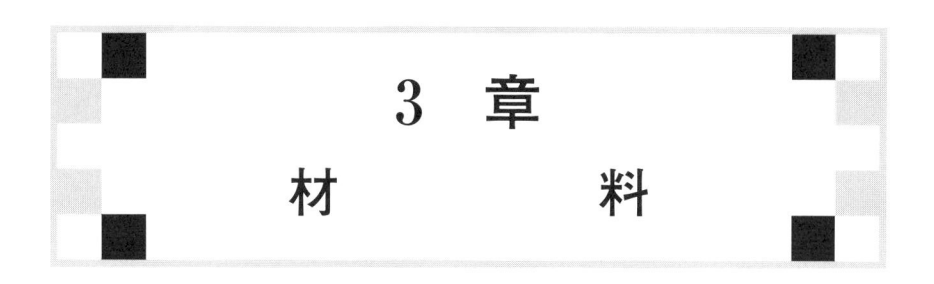

　生体の各要素の変形性や強度が生命活動を支えている。本章では，生体の各部を材料として解析する方法を考えながら，材料工学の基礎を学ぶ。

3.1　変　形

3.1.1　変形の分類

　ばねにおもりをつるすと，ばねは伸びる。おもりを増やすと，伸びも増える。おもりの質量と伸びは比例する。おもりを取り除くと，ばねは元の長さに戻る（図 3.1）。

　物体は，力を受けると変形する。変形は，伸展・圧縮，曲げ，ねじりに分類できる（図 3.2）。荷重の加え方に関しても，引張り・圧縮，曲げ，ねじりなどに分類できる。血管など，腔を有する場合には，内外圧を加えたときの壁の

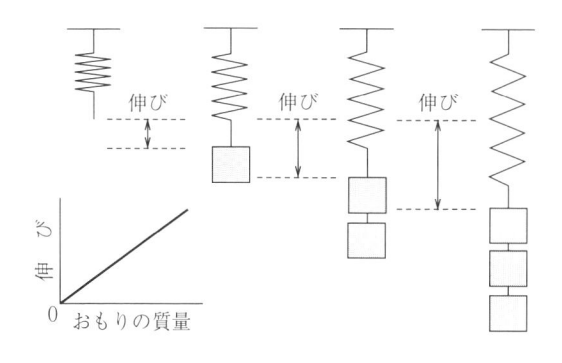

図 3.1　ばねの伸び

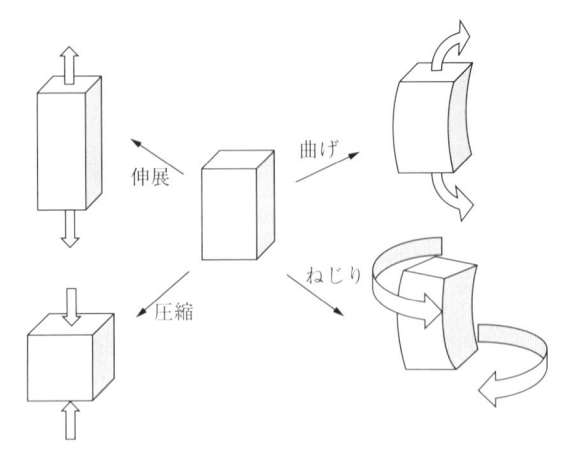

図 3.2 変形の様式

変形を計測することで，変形性を比較する。

3.1.2 試料の切り出しと固定

生体はさまざまな要素から構成されている。例えば，動脈の血管壁は，複数の組織の層から構成されている。内側には**内皮細胞**の層（endothelium）があり，その外側には，平滑筋の層がある。また，一般に，組織の中で，細胞・細胞**配列**（orientation）や細胞外基質・細胞外基質配列は方向性を有している（図 3.3）。

材料試験においては，目的の部分を切り出して試験する場合が多い。生体の

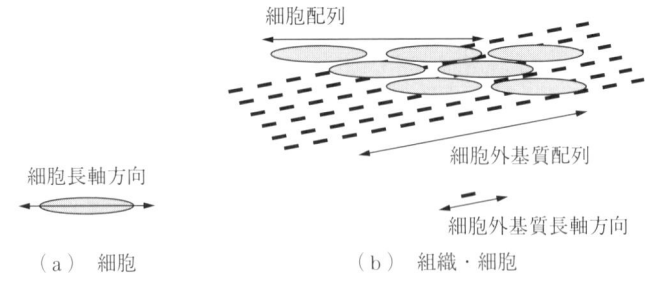

図 3.3 組織・細胞の方向・配列

一部を材料として扱う場合には，方向性を持った**複合材料**（composite material）ということになる．方向性のない均一の材料の場合と異なり，試料の切り出しに際して，方向や要素の構成に注意を払う必要がある．

材料に対する荷重の方向に関しても，注意を払う必要がある．管状の材料（例えば，血管壁）に荷重を加える方向については，**円周方向**（tangential），**半径方向**（radial），**長軸方向**（longitudinal）などを考慮する（図3.4）．細胞，細胞外基質，組織のいずれを基準にして方向を定義するかを選択する．荷重を加える方向に適した形状に試料を切り出すことが重要である．

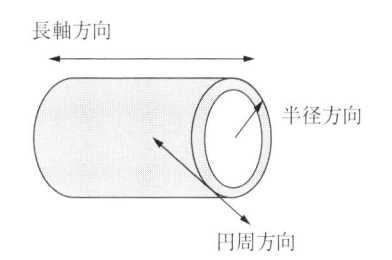

図3.4 管壁での荷重方向

生体を構成している要素には，**変形性**（compliance）が大きいものがあるため，試料の**固定**（chucking）において工夫が必要である．固定が強すぎると，固定部での変形によって材料強度が局部的に弱くなる．破断してしまうこともある．逆に，固定が弱すぎると，滑ってしまって荷重が伝わらない．

力の伝達にも工夫が必要である．例えば，細胞を**足場**（scaffold）の上で培養して足場を変形させることによって，細胞を変形させる場合を考える．この場合，細胞の変形は，細胞と足場の接着状態に依存する（図3.5）．

全面で均等に接着していれば，足場の変形に追従する．均等に接着していない場合には，接着部分の組み合わせによって変形の状況が変わる．足場が引っ張られていても，細胞にはせん断変形が加わる場合がある．接着部分に滑りが生じると，細胞に変形が伝わらない（図3.5(a)）．

他方，流体を介してせん断変形させる工夫（図3.5(b)）が有効である[14]．せん断応力が加わることにより，壁面に付着した細胞が変形・移動・剥離する

3. 材料

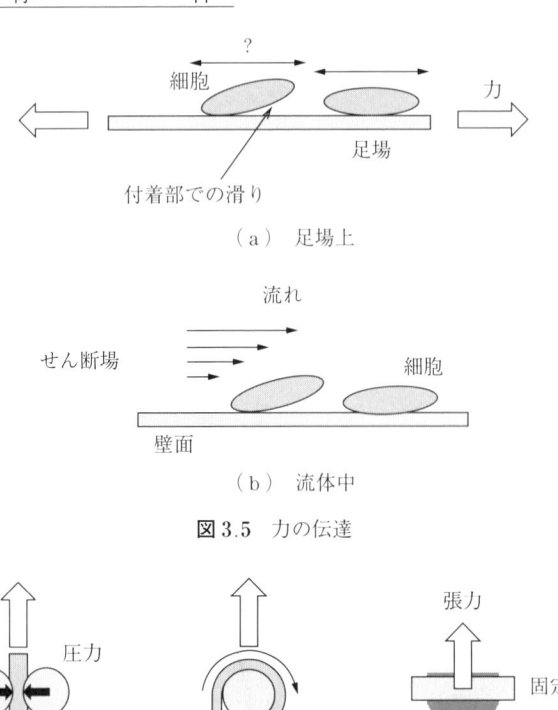

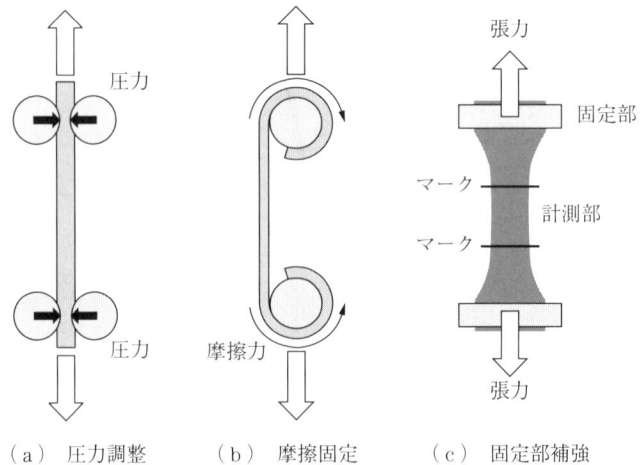

(a) 足場上

(b) 流体中

図 3.5　力の伝達

(a) 圧力調整　　(b) 摩擦固定　　(c) 固定部補強

図 3.6　試料の固定

(4.2.5 項参照)。

　変形性の大きな材料では，変形方向を固定せず，力を加えながら平衡点を探る（3.1.3 項参照）。

　試料との接触面の大きい道具を用いて，圧力の分散を図ることができる。ま

た，空気圧を利用すれば，固定圧力を調整できる（**図 3.6**（a））。膜状や線状の試料の場合には，円柱などに巻いて摩擦力で固定力を分散すれば，固定圧力の局所的な集中を避けることができる（図 3.6（b））。固定部の試料強度を上げるために，固定部の試料断面積を大きくしておくことも有効である（図 3.6（c））。

3.1.3　原点の決定と計測部分

　複合試料の中における各要素の状態もさまざまなので，引張り試験の**原点**（origin）の決定にも注意が必要である。ある程度の荷重を加えることによって，各要素へ荷重が加わるようになる場合には，初期荷重を加えたところを原点として荷重試験を実施する。

　例えば，**靭帯**（ligament）を引っ張ると，荷重が小さいときには変形が大きいが，変形が進むと荷重の増加に対する変形の増加率が小さくなる。靭帯内の各要素のたるみが減少し，方向がそろうことによって，材料全体としての弾性係数が増加すると考えられる（**図 3.7**）。

　固定部における応力や変形の集中を避けるために，固定部から離れた部分に，材料の変形を計測する部分を設定する。計測部分においては，試料の断面積を均一にするなど，材料の変形性の均一化を図る。計測位置を明示するため

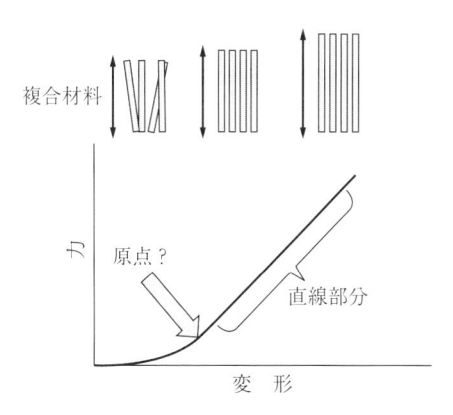

図 3.7　原点の決定

のマーク（図3.6（c））が有効である。

3.1.4 応力-ひずみ線図

材料に荷重を加えた場合，荷重の増加とともに変形が進行する。細い材料のほうが太い材料よりも変形しやすい。このことから，一般に，力の代わりに単位断面積当りの力で材料の変形性を比較する。単位断面積当りの力を**応力**（stress）と呼ぶ。単位には，圧力と同じPa（パスカル）を用いる。

圧力では，気体や液体のような自由に流動する流体内において，「面に垂直な方向の単位面積当りの平衡した力」を考える。これに対して，応力では，「任意の面に働く単位面積当りの力」を考える（4.1.1項参照）。面に対して垂直に働く（圧縮と引張り）応力を**垂直応力**（normal stress），面に対して平行に働く（ずれ）応力を**せん断応力**（shear stress）と呼ぶ（**図3.8**）。

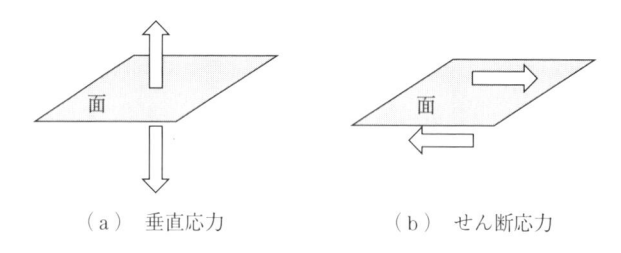

（a）垂直応力　　（b）せん断応力

図3.8　応　力

材料が大きくなれば変形量も大きくなる。変形した長さ Δx の元の長さ x に対する比率を**ひずみ**（strain）ε と呼ぶ。

$$\varepsilon = \frac{\Delta x}{x} \tag{3.1}$$

ひずみは「長さ」と「長さ」の比である。無次元数であり，単位は不要であるが，strainという用語を単位の代わりに用いることが多い。固体金属の変形では，10^{-6} を単位としてマイクロストレイン（micro-strain）という呼称が用いられることがある。

材料が変形するときには，すべての方向に均一に変形するわけではない。材

料をある方向に変形させると，垂直方向にも変形が生じる。その比率は**ポアソン比**（Poisson's ratio）で表される。例えば，材料を一方向に引っ張る場合，「力を加えた方向の伸び（ひずみ）Δx」に対する「垂直方向の縮み（ひずみ）Δy」の比がポアソン比 κ となる。

$$\kappa = \frac{\Delta y}{\Delta x} \tag{3.2}$$

すべての方向に均一に伸びる場合は $\Delta y = -\Delta x$ で，ポアソン比は，$\kappa = -1$ となる。

「底面が一辺 y の正方形で高さが x の四角柱」が，その体積を維持しながら，「底面が一辺 $y - \Delta y$ の正方形で高さが $x + \Delta x$ の四角柱」に変形する場合を考えよう（**図 3.9**）。このとき，次式が成り立つ。

$$(x + \Delta x)(y - \Delta y)^2 = xy^2 \tag{3.3}$$

左辺を展開すると

$$\begin{aligned}
&(x + \Delta x)\{y^2 - 2y\Delta y + (\Delta y)^2\} \\
&= xy^2 + y^2\Delta x - 2xy\Delta y - 2y\Delta x\Delta y + x(\Delta y)^2 + \Delta x(\Delta y)^2 \\
&= xy^2
\end{aligned} \tag{3.4}$$

となる。ここで，Δx および Δy を微小量として，Δx および Δy の2乗項以外を抜き出すと

$$y^2 \Delta x - 2xy \Delta y = 0 \tag{3.5}$$

となる。立方体では $x = y$ なので以下のようになる。

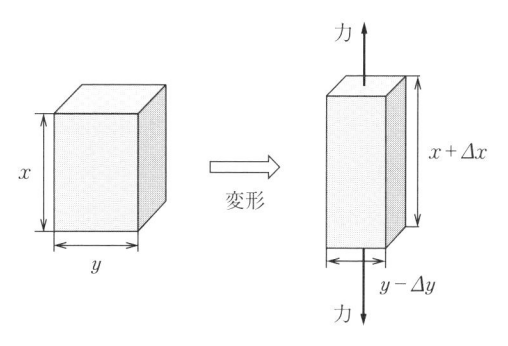

図 3.9　ポアソン比にかかわる変形

$$x^2 \Delta x - 2x^2 \Delta y = 0 \tag{3.6}$$

$$\frac{\Delta y}{\Delta x} = \frac{1}{2} \tag{3.7}$$

式 (3.7) より，立方体がその体積を維持しながら直方体に変形する場合のポアソン比は 0.5 である。通常の固体では，伸びに伴って体積が多少増加するので，0.5 よりも小さい値をとる。

通常の固体では，ある方向に張力が働いているとき，垂直方向に圧縮ひずみが，斜めの方向にせん断ひずみが生じる（**図 3.10**）。

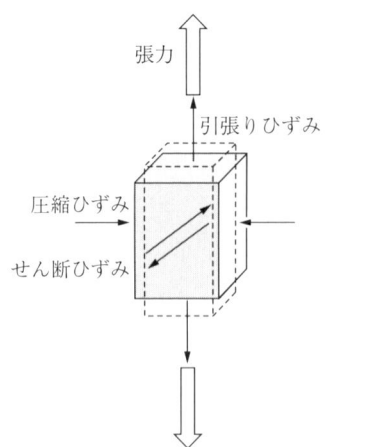

図 3.10　引張りで生じるひずみ

ひずみの計測には，**ひずみゲージ**（strain gauge）と呼ばれる金属抵抗体が多用される。ひずみゲージでは，抵抗体に方向性がある。このひずみの方向性に注意を払う必要がある。

ひずみゲージでは，ひずみに応じて抵抗が変化する。すなわち，金属抵抗体の長さと断面積の変化によって電気抵抗が変化する（**図 3.11**）。例えば，引っ張られることによって，抵抗線の長さが増加して断面積が減少すると，電気抵抗が増加する。この電気抵抗の変化をブリッジ回路（図 2.13）で検出する。

横軸にひずみ，縦軸に応力をとったときの両者の関係を表すグラフを，**応力-ひずみ線図**（stress-strain diagram）と呼ぶ（**図 3.12**）。

変形が進むと，試料の断面積が変化する。例えば，荷重 F_1 によって長さが

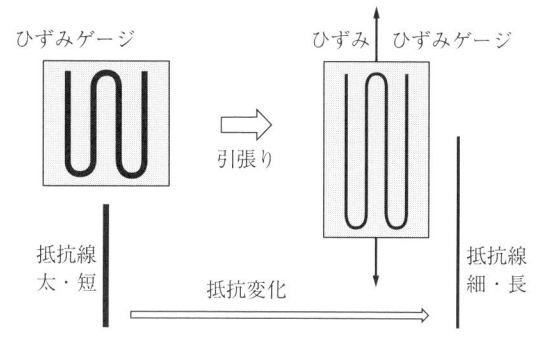

図 3.11 ひずみゲージの原理

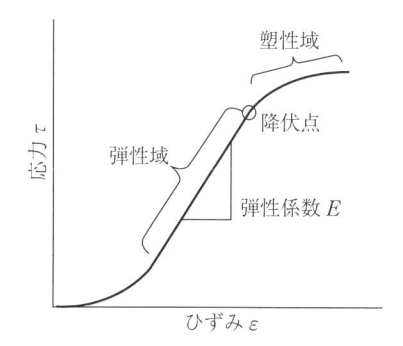

図 3.12 応力-ひずみ線図

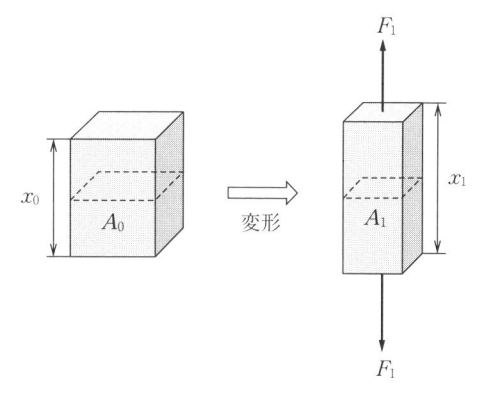

図 3.13 真応力

x_0 から x_1 に伸びると，垂直方向の断面積が A_0 から A_1 に減少する（**図 3.13**）。荷重 F_1 を変形後の断面積 A_1 で除した値 τ_1 を**真応力**（true stress）と呼ぶ。これに対して，変形前の断面積 A_0 で除した値 τ_0 を**公称応力**（nominal stress）と呼ぶ。式で表すと以下のようになる。

$$\tau_1 = \frac{F_1}{A_1} \tag{3.8}$$

$$\tau_0 = \frac{F_1}{A_0} \tag{3.9}$$

3.1.5 弾性域と塑性域

力を取り除いたときに元の形に復元するような変形を，**弾性変形**（elastic deformation）と呼ぶ。「応力 τ」と「ひずみ ε」との比 τ/ε を**弾性係数**（elastic modulus）E と呼ぶ（図 3.12）。弾性係数の単位は応力と同じ Pa である。理想化された変形として，「応力」と「ひずみ」が比例して変形する物体を**フック**（Hookean elastic material）**弾性体**と呼ぶ。

荷重を除いたときに元の形状に戻る領域を弾性域と呼ぶ。この領域での変形は可逆的であり，荷重とひずみとの関係が 1 対 1 に対応する。弾性変形は，荷重を受ける順序に依存しない。すなわち，**履歴**（hysteresis）効果がない。

弾性変形モデルにおいては，変形速度を考慮しない。荷重が加わると瞬時に変形する。逆に変形速度を考慮するのが粘性流動モデル（4.1.2項参照）である。

弾性域を超えて変形が進むと，荷重を除いても変形が残る。この変形を**塑性変形**（plastic deformation）と呼び，弾性域に対して塑性域と呼ぶ。弾性域と塑性域の境界を**降伏点**（yield point）と呼ぶ（図 3.12）。

複合材料では，降伏点のような境界が複数見られることがある。生体組織の変形においては，履歴効果が見られる場合が多い。したがって，変形過程の順序に注意を払う必要がある。

3.1.6 球　　　　体

半球において,「半径 r の球の内外圧力差 ΔP と断面円の面積 πr^2 との積」と「半径 r の断面円周の長さ $2\pi r$ と単位長さ当りの**表面張力**（surface tension）γ との積」の間の力のつり合いから

$$\Delta P \pi r^2 = 2\pi r \gamma \tag{3.10}$$

が成り立つ（**図 3.14**）。式 (3.10) を変形すると，次式のようになる。

$$\Delta P = \frac{2\gamma}{r} \tag{3.11}$$

この式は，液滴が球の場合の**ヤング・ラプラス**（Young-Laplace）**の式**であり，表面張力 γ の単位は $N \cdot m^{-1}$ である。**図 3.15** のように赤血球を細管で吸引し，曲率半径 r_1, r_2 と周囲圧力 P_1, P_3 を計測し，式 (3.11) を適用して，赤血球膜にかかる張力 γ を見積もることができる。

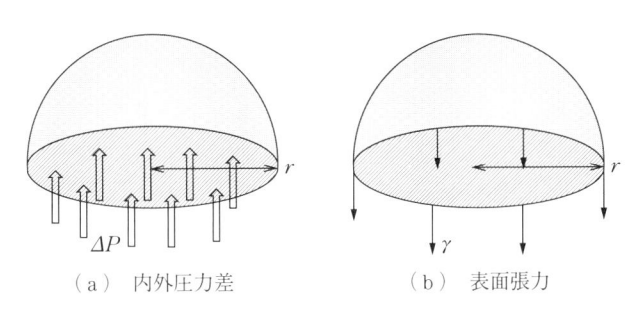

（a）内外圧力差　　　（b）表面張力

図 3.14　半球における力のつり合い

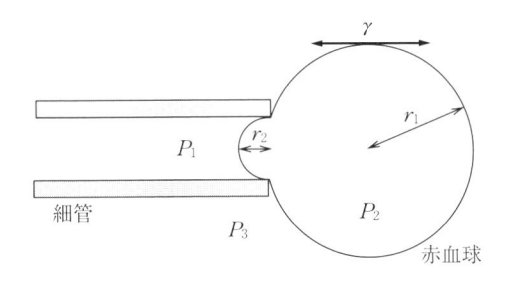

図 3.15　赤血球膜の張力

液体中に浮遊した状態での変形を計測する場合には，逆回転レオスコープ（4.2.4項参照）が有効である。せん断場において球体から楕円体に変形する場合，変形の程度を長軸と短軸の比率によって定量化できる（6.1.1項参照）。

3.1.7 曲げ

材料の曲げ変形を計測するために，曲げ試験が利用される（**図3.16**）。材料の内部で作用するせん断力の分布を表示したグラフを**せん断力図**（shearing force diagram）と呼ぶ。せん断力図では，「断面の左側で下向き・右側で上向き（反時計回り）」のせん断力を正とする。材料の内部で作用する曲げモーメントの分布を表したグラフを**曲げモーメント図**（bending moment diagram）と呼ぶ。曲げモーメント図では，上向きのモーメントを正とする。

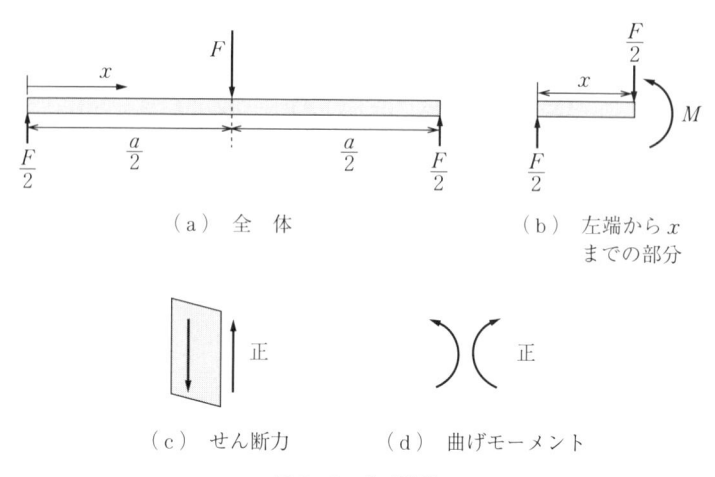

（a）全体　　（b）左端からxまでの部分

（c）せん断力　　（d）曲げモーメント

図3.16 曲げ試験

図3.16において，断面におけるせん断力と曲げモーメントを考えよう。長さaの棒状のまっすぐな部材（梁）の中央部に力Fが垂直に加わっている。このように，点で力が加わる場合を**集中荷重**（concentrated load）と呼ぶ。他方，梁自体の質量による重力を考慮するときなど，広く分布して力が加わる場合を**分布荷重**（distributed load）と呼ぶ。

図 3.17（a）においては，両端を**単純支持**（simple support）で支えている。単純支持では，回転方向に固定されていないので，モーメントが発生しない。他方，**固定支持**（rigid support）では，モーメント M が発生する（図 3.17（b））。

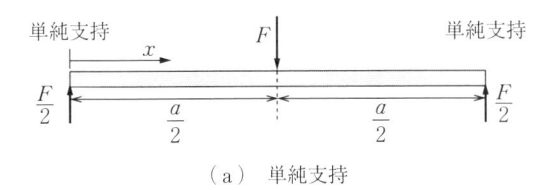

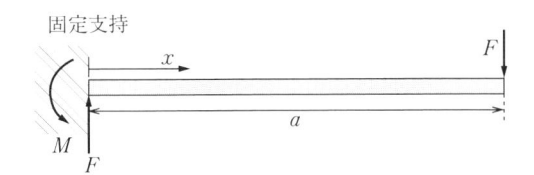

（a） 単純支持

（b） 片側固定支持

図 3.17 単純支持と固定支持

図 3.16（a）において，左端から右向きに x 軸をとる。全体の力のつり合いは，上向きの力を正として次式のようになる。

$$\frac{F}{2} + \frac{F}{2} - F = 0 \tag{3.12}$$

また，同図において，梁の左端まわりのモーメントのつり合いは，反時計回りを正として次式のようになる。

$$-\frac{a}{2}F + a\frac{F}{2} = 0 \tag{3.13}$$

図 3.16（b）において，左端から x（$0 \leq x \leq a/2$）までの部分の力のつり合いを考えると，x の位置で下向きに $F/2$ の力が必要である。他方，残りの右側の部分の力のつり合いを考えると，x の位置で上向きに $F/2$ の力が必要である。したがって，x の位置の断面では，「左側で下向き，右側で上向き」のせん断力（反時計回り）が働く。

左端から x ($0 \leq x \leq a/2$) までの部分において，x の位置のまわりのモーメントのつり合いを考えると，x の位置で反時計回りにモーメント M が必要であり，次式のようになる。

$$M - x\frac{F}{2} = 0 \tag{3.14}$$

他方，残りの部分において，x の位置のまわりのモーメントのつり合いを考えると，x の位置で時計回りにモーメント M が必要である。したがって，x の位置の断面では，上向きの曲げモーメントが働く。

図 3.18 の **3 点曲げ** (three-point bending test) において，断面におけるせん断力と曲げモーメントを考えよう。水平に置かれた長さ a の梁の中央に力 F_1 が鉛直下方に加わっている。両側の単純支持では，おのおの鉛直上向きの力 $F_1/2$ で支えている。梁の断面には，左半分ではせん断力 $+F_1/2$ が加わり，右半分では $-F_1/2$ が加わる。曲げモーメントは，梁の中央で $(a/2) \times (F_1/2)$，両端で 0 となり，その間のモーメントは直線的に変化する。

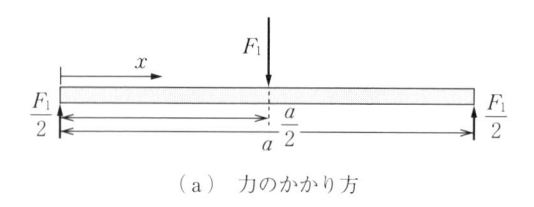

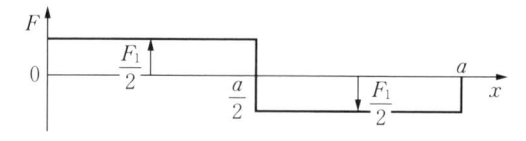

（a）力のかかり方

（b）せん断力図

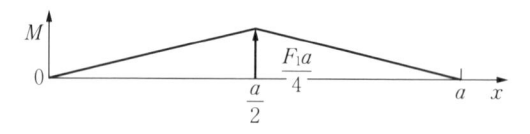

（c）曲げモーメント図

図 3.18 3 点曲げ

図 3.19 の **4 点曲げ**（four-point-bending test）において，断面におけるせん断力と曲げモーメントを考えよう．水平に置かれた長さ a の梁の中央の 2 点（左端から $a/3$ および $2a/3$）に力 F_1 が鉛直下方に加わっている．両側の単純支持では，おのおの鉛直上向きの力 F_1 で支えている．梁の断面には，左 1/3 ではせん断力 $+F_1$ が加わり，右 1/3 では $-F_1$ が加わる．曲げモーメントは，梁の中央の 2 点間で $(a/3) \times F_1$，両端で 0 となり，その間のモーメントは直線的に変化する．

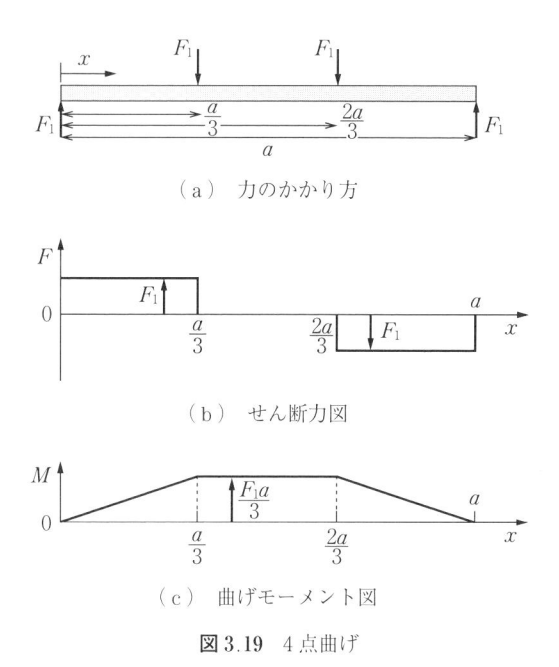

（a） 力のかかり方

（b） せん断力図

（c） 曲げモーメント図

図 3.19 4 点曲げ

4 点曲げの場合，力が加わっている中央の 2 点間では，せん断力が 0 で，曲げモーメントが一定になるという特徴がある．

曲げ変形においては，断面の形状の影響が大きい（**図 3.20**）．中心線から離れるほど大きなひずみが生じるためである．z 軸から距離 y の部分の微小面積 dA について y^2 を乗じて足し合わせた量を，z 軸まわりの**断面 2 次モーメント**（moment of inertia of area）I_z と呼ぶ．

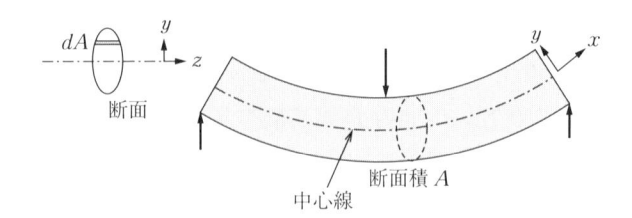

図 3.20　中心線とひずみ

$$I_z = \int y^2 dA \tag{3.15}$$

断面 2 次モーメントは，材料の変形しにくさを表す。

3.2　材料物性・破壊

3.2.1　疲労破壊

材料は，変形が進むと連続性を保てなくなって破壊する。破壊に至るまでの間の最大の耐力を**強さ**（strength）と呼ぶ。材料によっては，破壊に至るまでの**最大ひずみ**（maximum distortion）を強さの指標にすることもある（**図 3.21**）。

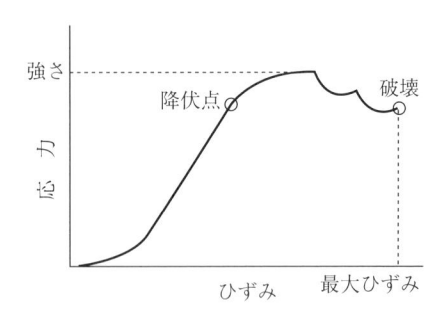

図 3.21　材料の降伏と破壊

破壊に至らないような変形・荷重でも，繰返し変形・荷重によって破壊に至る場合もある。この破壊を**疲労破壊**（fatigue fracture）と呼ぶ。繰返し荷重の加わり方を，「伸展」，「圧縮」，「伸展および圧縮」の 3 通りに分類することが

(a) 伸展　　　　　　　　(b) 圧縮

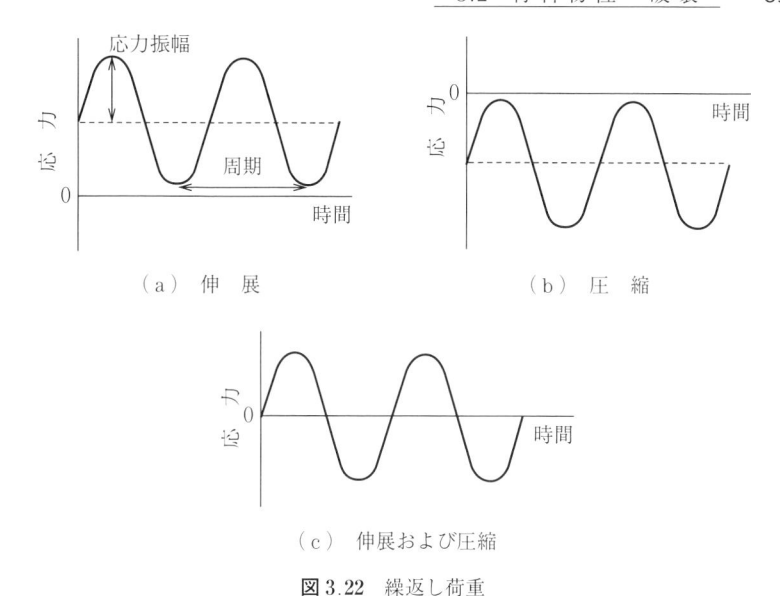

(c) 伸展および圧縮

図 3.22　繰返し荷重

できる（**図 3.22**）。

　疲労破壊の場合には，破面において，すじ状に流れた模様が観察される。この模様を**ストライエーション**（striation）と呼ぶ。他方，急激に破壊した場合には，破面において，ちぎれた跡のような凹凸が観察される。この凹凸を**ディンプル**（dimple）と呼ぶ（**図 3.23**）。これらの破面形状の観察は，金属材料の破壊様式の判定に有効である。

　疲労破壊においては，**応力振幅**（stress amplitude）と**繰返し数**（number of

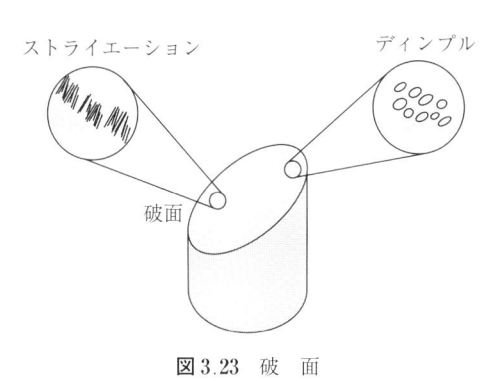

図 3.23　破　面

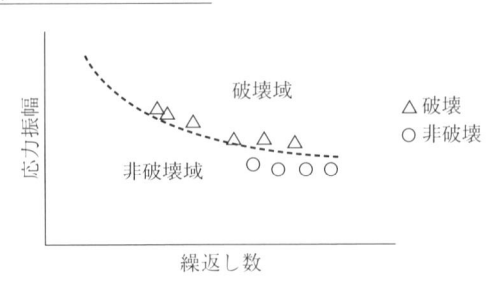

図 3.24 応力振幅と繰返し数

cycles）をパラメータとして，破壊限界を探る（**図 3.24**）。赤血球は，変形性に富み，破壊しにくいが，繰返し変形を受けることによって疲労破壊が進行する[15]。

赤血球（erythrocyte）は，せん断流中でせん断応力を受けて，楕円体形状に変形する（6.1.1 項参照）。膜が，楕円体表面に沿ってトレッドミルのように回転運動（**タンクトレッド運動**（tank tread motion））しながら，曲率の変化に従って引張り・圧縮変形を繰り返す。せん断速度が増加すると，タンクトレッド運動の速度が増加する。流体中の赤血球の疲労破壊においては，「せん断速度」と「せん断時間」の積を繰返し数に対応させることによって，材料の疲労破壊と同様の試験が可能となる（**図 3.25**）。

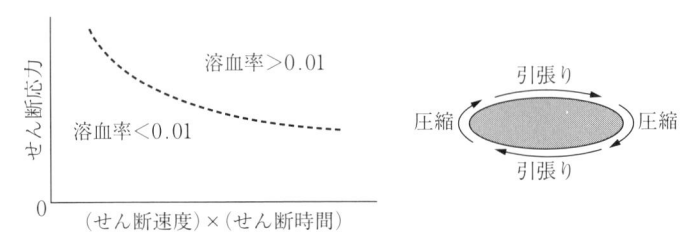

図 3.25 流体中での赤血球の疲労破壊[15]

赤血球では，疲労破壊によって膜が破断すると，せん断流中での振動変形を生じ[47]，内容物が外部へ出てしまう（**図 3.26**）。内容物の**ヘモグロビン**（hemoglobin）が外部へ出てしまうことを**溶血**（hemolysis）と呼ぶ。ヘモグロビンは酸素運搬機能を担うたんぱく質である。

赤血球外のヘモグロビンは，組織に吸着したり，組織外へ放出されたりす

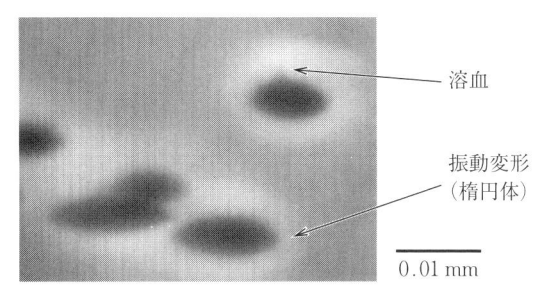

図 3.26 赤血球の変形と破壊

る。このため，血液循環回路中に循環し続けることができず，酸素運搬機能が失われる。また，変形性が低下した赤血球は，微小循環系で捕捉されて血液循環回路中に循環し続けることができない。したがって，ヘモグロビンが赤血球外へ放出された割合（**溶血率**）を用いて，赤血球の破壊を機能的な面から評価することができる[15]。

3.2.2　結晶と格子欠陥

規則正しい原子配列の集団を**結晶**（crystal）と呼ぶ。結晶内部では，強固な原子間の力が働いているため，容易には破壊しない。材料全体が単一の結晶から成る場合，**単結晶**（monocrystal）**体**と呼ぶ。

密な配列の例としては，**面心立方格子**（face-centered cubic lattice）や**六方**

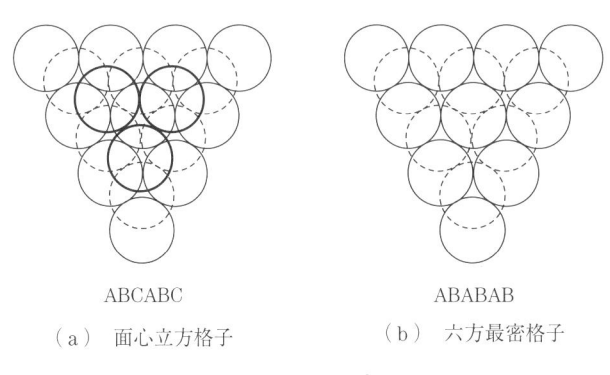

(a) 面心立方格子　ABCABC
(b) 六方最密格子　ABABAB

○ A，◌ B，● C

図 3.27　面心立方格子と六方最密格子

最密格子（close-packed hexagonal lattice）などがある。ABCABCABCというパターンの層の繰返しが面心立方格子，ABABABというパターンの層の繰返しが六方最密格子である（**図 3.27**）。

3次元空間内での配列を考えると，内部に比べて表面においては，周囲の配列の内で表面側が抜けているので，規則性が崩れていることになる（**図 3.28**）。これは表面から破壊が生じやすいことと関連する。

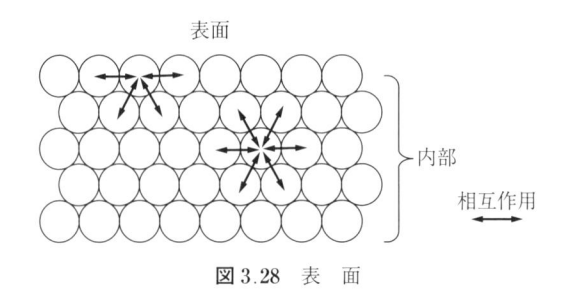

図 3.28　表　面

通常の材料は単結晶の集合体であり，**多結晶**（polycrystal）**体**と呼ぶ。多結晶体内の結晶部分を**結晶粒**（crystal grain）と呼ぶ（**図 3.29**）。結晶粒と結晶粒の間の界面の強度は，結晶内部よりも結合力が弱い。結晶内部よりも，結晶粒間の界面で破壊しやすい。

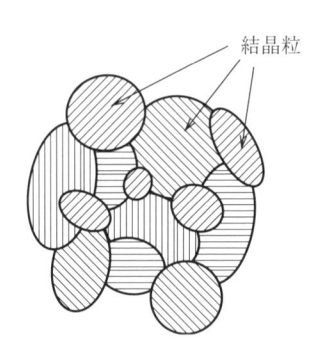

図 3.29　多結晶体

結晶において，配列しているべき位置からの原子のずれを**格子欠陥**（lattice defect）と呼ぶ（**図 3.30**）。原子配列が抜けている場合を**空孔**（vacancy），位置がずれている場合を**転位**（dislocation）と呼ぶ。塑性変形を格子欠陥の伝達

(a) 空孔　　　　　　　(b) 転 位

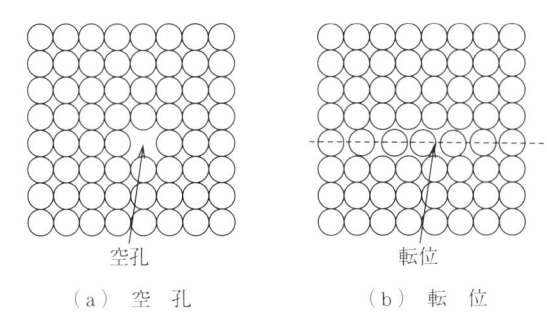

図 3.30　格子欠陥

現象と考えることもできる。

　原子配列の乱れや結晶粒間の界面など，材料内部の強度の弱い場所において，微小な**き裂**（crack：クラック）が生じる。そこから破壊が進行する。材料の破壊強度を推定する際には，このようなき裂の存在を調べる必要がある。

　材料内部のき裂については，音波の反射などを利用して計測する方法がある（**非破壊検査**（non-destructive inspection））。生体においては，超音波，X 線，**MRI**（magnetic resonance imaging：核磁気共鳴画像法）などを利用して，内部の構造を計測する。

3.2.3　応　力　集　中

　力の加わり方や変形の仕方が一様でなく材料の部分ごとに異なると，応力の分布が生じる。応力が部分的に大きくなる現象を**応力集中**（stress concentration）と呼ぶ。例えば，材料の形状や材質が不連続なところで，応力集中が起こりやすい。

　曲率（curvature）が異なる面においては，曲率の小さいところに応力集中が生じる。き裂の先端の曲率が小さいほど，き裂が進展しやすい。き裂の伸展を緩和するには，き裂先端の曲率半径を増加させることが有効である。材料の破壊試験において，無秩序に破壊が発生することを防ぐために，破壊の観察位置に，意図的に先端の曲率半径を調整したき裂（**切り欠き**（notch））を設けておく工夫が有効である（**図 3.31**）。

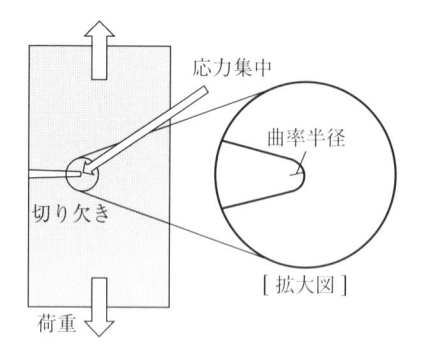

図 3.31 応力集中

　足場材料に繰り返し伸展・収縮変形を加えると，培養細胞の長軸が配向する。流体を介してせん断応力を加えることによっても，細胞の配向・分化が見られる。流れ方向の配向（**図 3.32**（a））や，流れに垂直な方向の配向（図 3.32（b））が観察される[16]。細胞の内部に生じる力学的な刺激が小さくなるような方向への適応・配向と考えられている。

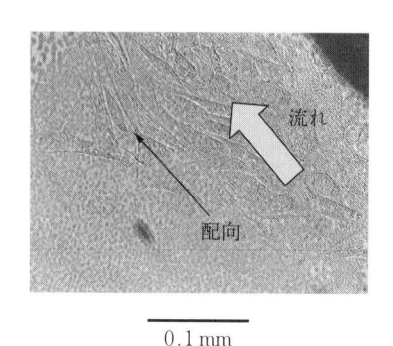

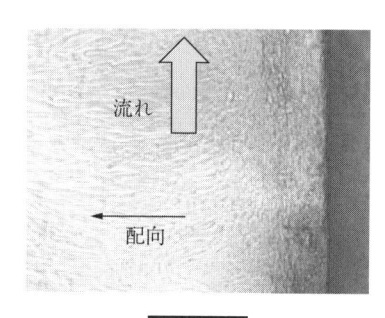

（a）血管内皮細胞の配向　　　　（b）筋芽細胞の配向・分化

図 3.32　細胞の配向

　筋芽細胞は，流れ刺激の中で，分化・融合して筋管となる。筋管は，**図 3.33** のように培養液に電極を浸漬して電気パルス刺激を加えると，パルスに同期して収縮する。

3.2 材料物性・破壊   45

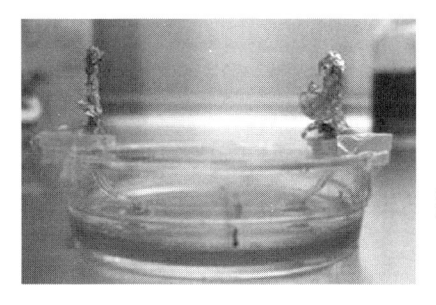

10 mm

図 3.33 刺激電極対

3.2.4 複合材料と周囲環境

単一の要素ではなく，複数の要素から成る材料を，**複合材料**と呼ぶ．複合材料では，同一要素間のみならず，異種の要素間での相互作用が材料全体の性質を左右する．

生体の組織は，細胞および細胞外基質から構成されている．細胞外基質は，組織の変形性に対する寄与度が大きい．

細胞の内外の仕切りが**細胞膜**（cell membrane）である．細胞膜では，脂質二重層をタンパク質分子から成る構造が支えている．膜が破断して内容物が外部へ放出された場合でも，膜は**再封鎖**（reseal）する．内容物が空になった赤血球は**ゴースト**（ghost）と呼ばれる．

試料として切り出さずに，そのままの状態で力を加えることが理想である．**喉頭鏡**（laryngoscope，図 3.34）に感圧紙を貼り付けることにより，喉頭鏡と

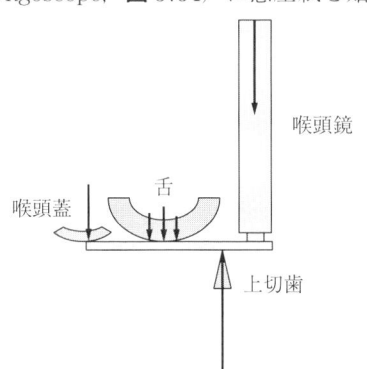

図 3.34 喉頭鏡に作用する力

喉頭蓋，舌，切歯との間にかかる力を計測できる[17]。「どの程度の力まで，喉頭蓋組織を損傷することなく，挿管できるか」を判定できる。喉頭鏡は，人工呼吸器の装着などの際に，喉頭蓋を通過して管を通すのを助ける道具として用いられる。

一般には，生体や生体の一部を用いて試料とすることは困難であることが多い。生体と同様の性質を持たせた材料を，擬似生体として試料に用いる工夫がある。この試料を**ファントム**（phantom）と呼ぶ。

力学的な性質以外に，電気的な性質，磁気的な性質，熱的な性質などを生体に近づけたファントムが用いられる。硫酸銅水溶液の入ったボトルを用いてMRIの均一性を検定したり（**図 3.35**），寒天を用いて物質の浸透性を測定したり（**図 3.36**）する。

材料の性質は，周囲環境の影響を受けて変化する。生体内は，高分子を含む

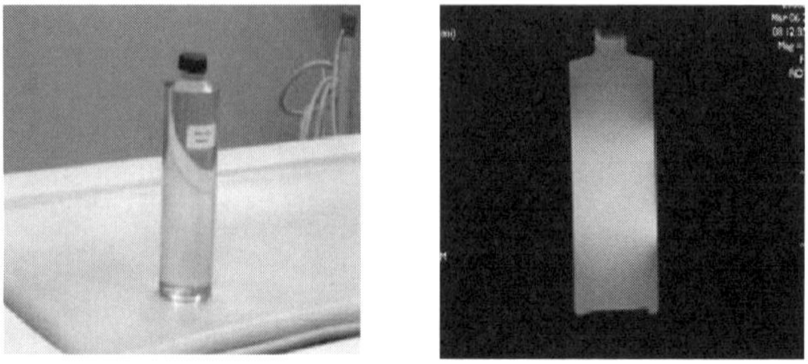

（a）硫酸銅水溶液　　　　（b）MRI

図 3.35　ファントム[18]

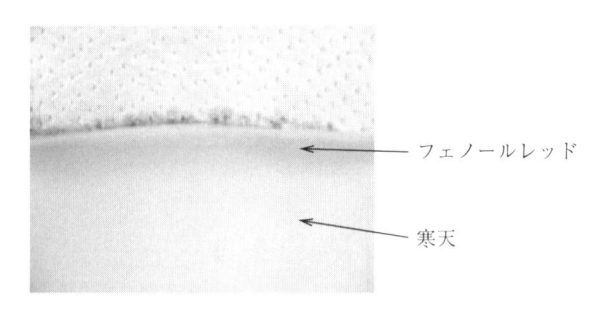

図 3.36　フェノールレッドの寒天への浸透[19]

電解質溶液で満たされている。体温が維持され，二酸化炭素分圧が高く，pHは 7.0（中性）ではない。生体内では，材料表面で分子吸着や化学反応などの現象が生じる。血液との接触によって，血小板の付着，凝血塊(かい)の形成などの生体反応も生じる（6.2.4 項参照）。

人工臓器などの生体埋め込み材料としては，**ステンレス鋼**（stainless steel），チタン合金，セラミックスなどが用いられる。例えば，ステンレス鋼で人工関節に用いられた SUS 316 L は，炭素の含有量は 0.03 % であるが，クロムを 17 %，ニッケルを 12 %，モリブデンを 2 % 含有し，耐食性が改善されている。

章 末 問 題

問 3.1　生体から試料を切り出して引張り試験を実施するときの工夫を列挙せよ。

問 3.2　人工弁の弁葉の開閉の部分の耐久性を考えるとき，繰返し数は 10 年間でいくらになるか。

問 3.3　図 3.37 のように剛体球を面心立方格子と同様の配列ですきまなく積み上げたときの充塡(てん)率を求めよ。

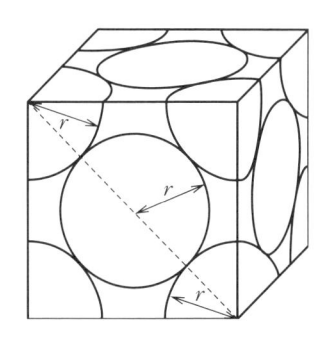

図 3.37　面心立方単位格子

問 3.4　材料の破壊試験における工夫と，破断面の特徴について述べよ。

4 章
流　　　　　動

　生体内では，液体や気体などの流体の流動によって，物質の運搬が制御されている。この流動の制御がうまくいかないと，生命活動が滞る。本章では，生体内での流動現象を工学的に理解し，人工心臓・人工血管などと生体との共存・協調における問題点を考えながら，血管の中を血液が流れるときの抵抗など，流れの力学の基礎的な事項について学ぶ。

4.1　流体と固体

4.1.1　流体と圧力

　静止流体では，力が四方八方へ一様に伝わる。単位面積当りの垂直力を**圧力**（pressure）と呼ぶ。静止流体内のある地点において，単位面積当りの力は面の方向によらず一定である。固体内の**応力**（stress, 3.1.4 項参照）が面の方向によって異なるのと対照的である（**図 4.1**）。

　複数の管を連絡して液体が移動できるようにしたものを**連通管**（communicating tube）と呼ぶ（**図 4.2**）。連通管内の液体が静止しているときの圧力伝達を利用すると，圧力を遠隔測定できる。**カテーテル**（catheter）と呼ばれるチューブを血管内に挿入して，チューブ内を生理食塩水（5.3.2 項参照）で満たすことで，血管内圧の遠隔測定に利用できる。

　単位体積当りの質量を**密度**（density）と呼ぶ。単位は $kg \cdot m^{-3}$ である。平衡状態にある流体内では，密度を均一と考える。圧力が加わることによって流体の体積が減少する性質を**圧縮性**（compressibility）と呼ぶ。圧力による体積の

(a) 静止流体内　　　　　(b) 固体内

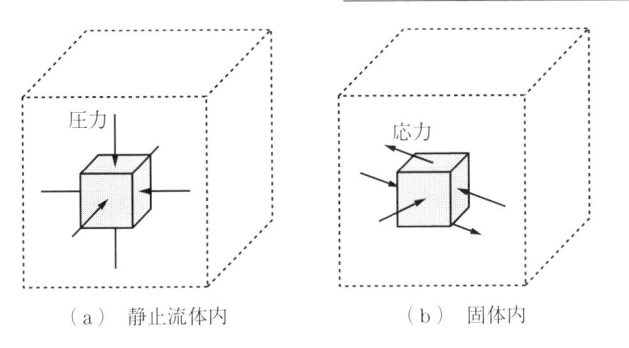

図 4.1　圧力と応力

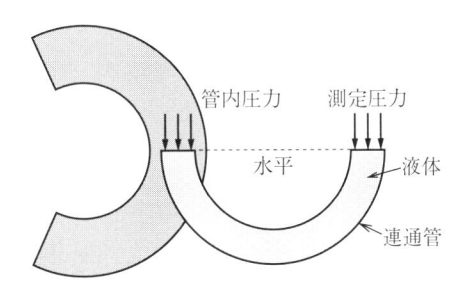

図 4.2　連通管による圧力の遠隔測定

収縮がない流体を**非圧縮性流体**（incompressible fluid）と呼ぶ。

気体と比べて液体は圧縮性に乏しい。非圧縮性流体は，圧力によらずに密度が一定となる。

密度が一定のとき，**質量保存の法則**（law of conservation of mass）から，体積が保存されることになる。この場合，次式に示す**連続**（continuity）**の式**が導かれる（**図 4.3**）。

$$A_1 v_1 = A_2 v_2 \tag{4.1}$$

この式で，A〔m^2〕は流路断面積，v〔$m \cdot s^{-1}$〕は流速である。管路内の流れに連続の式を適用すると，流路断面積 A が減少するときに流速 v が増加することがわかる。

力学的エネルギー保存の法則を単位体積当りの形式で表示すると，次式に示す**ベルヌーイ**（Bernoulli）**の式**が導かれる。

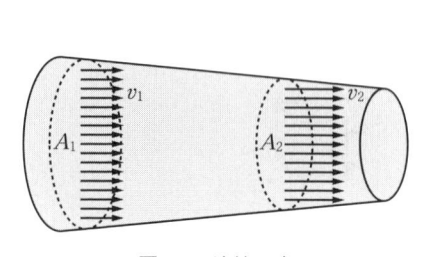

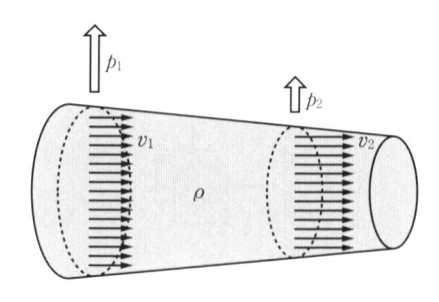

図 4.3　連続の式　　　　　　図 4.4　ベルヌーイの式

$$\frac{1}{2}\rho v^2 + p = 一定 \tag{4.2}$$

この式で，ρ〔kg·m^{-3}〕は密度，v〔m·s^{-1}〕は流速，p〔Pa〕は圧力である。式(4.2)から，ρが一定のとき，流速vの速いところでは圧力pが低下することがわかる（**図 4.4**）。

重力場においては，次式のように密度ρ〔kg·m^{-3}〕と重力加速度g〔m·s^{-2}〕と落差h〔m〕の積だけ，流体圧力p〔Pa〕が発生する（**図 4.5**，5.2.1項参照）。

$$p = \rho g h \tag{4.3}$$

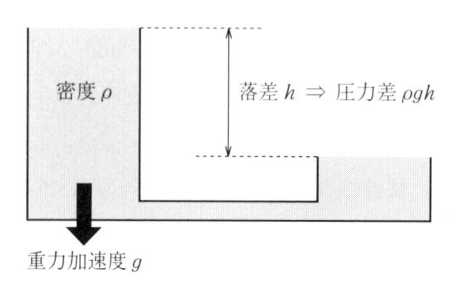

図 4.5　落　差

密度が異なる流体間での流体圧の差を利用すると，落差に比例した流体圧差が得られる。落差制御弁は，この流体圧差を利用している[3), 20)]。水頭症の治療に用いられる**シャント**（shunt, 頭蓋内と心房または腹腔とを連絡するチューブ，**図 4.6**）の流量制御などへの応用が考えられる。

血液を体外へと導く際に**連通管**を利用すれば，落差に従って血液が体外へと

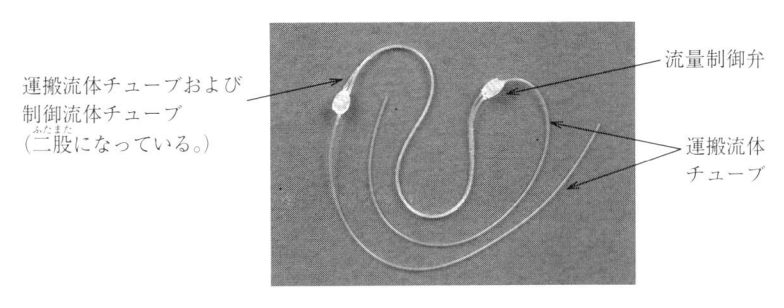

図 4.6 シャント

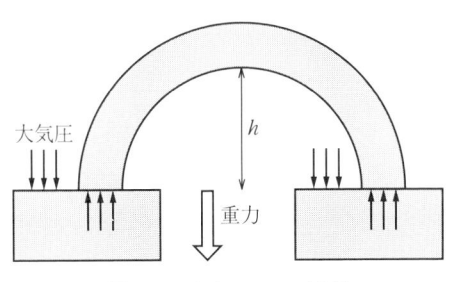

図 4.7 サイフォンの原理

導かれる．連通管の途中で高いところを超えることもできる．これを**サイフォン**（siphon）**の原理**と呼ぶ（**図 4.7**）．

常温（298 K），1 気圧（101.325 kPa）の下で，サイフォンの原理による水の移動を考えよう．式 (4.3) より，高さ 10 m の水は重力場で

$$1.0\times10^3\,\mathrm{kg\cdot m^{-3}}\times9.8\,\mathrm{m\cdot s^{-2}}\times10\,\mathrm{m}=98\,\mathrm{kPa} \tag{4.4}$$

の圧力を発生する．10 m 上昇した地点での水の圧力は

$$101.325\,\mathrm{kPa}-98\,\mathrm{kPa}=3.325\,\mathrm{kPa} \tag{4.5}$$

となる．また，水の蒸気圧は，298 K において 3.140 kPa である．

したがって，298 K のときに，10 m を超えて上昇した地点では，水の圧力が蒸気圧を下回り，水が気化してしまう．すなわち，連通管を利用する場合，$h=10\,\mathrm{m}$ の高さを超えて水を移動させることはできない．

静脈血管壁は変形性が大きい．このため，静脈内の血液量が局所的に減少すると，内腔が小さくなる．さらには，壁どうしがくっついて内腔がふさがって

しまう。この状態を**虚脱**（collapse）と呼ぶ（図 4.8（a））。虚脱を起こすと，流路の抵抗が大きくなる。

静脈系からの脱血においては，虚脱を起こさないように注意する。心房に挿入する脱血**カニューレ**（cannula）の先端形状には工夫が必要である（図 4.8（b））。

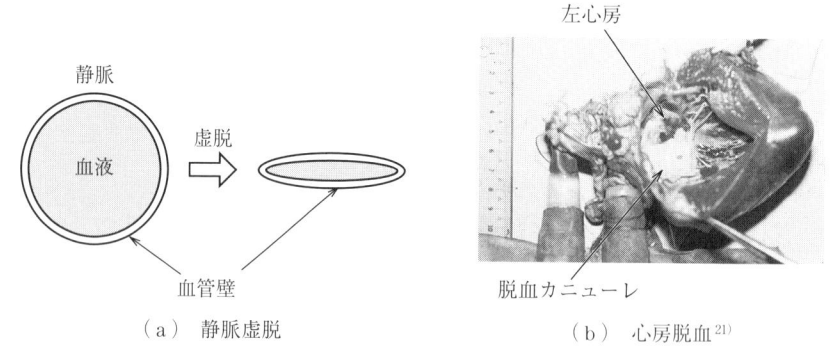

（a）静脈虚脱　　　　　　　　　　　　（b）心房脱血[21]

図 4.8　静脈虚脱と静脈系からの脱血

4.1.2　弾性と粘性

ばねにおもりをつるすと，ばねは伸びる。おもりを取り除くと元の長さに戻る。このような物体の変形を定量的に扱うモデルが，**フック弾性体**である（図 4.9）。固体の変形を考えるときのモデルとなる。フック弾性体では，「応力」と「ひずみ」が比例する（3.1.5 項参照）。

流動の原因となった力を取り除いても，流動した水は元に戻らない。水を

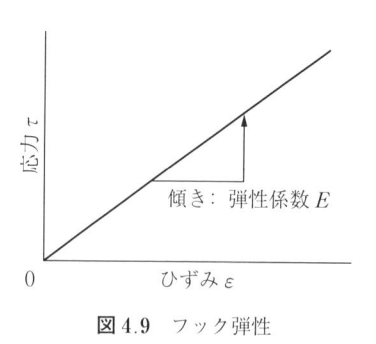

図 4.9　フック弾性

ゆっくりと流動させる場合にはほとんど力がいらないが，速く流動させるには大きな力が必要である。

　液体や気体などの流体では，力を加えると「ずれ」が生じて流動するが，流動させた後に力を取り除いても元には戻らない。流体では，「変形速度」を大きくするために大きな力が必要となる。

　変形速度を単位時間当りに進行するひずみで表した量を，**ひずみ速度**（strain rate）と呼ぶ。ひずみ速度の単位は s^{-1} である。

　面間でずれていく速度によって，変形速度を定量的に表せる。「面間の速度差 Δv」を「面間の距離 y」で除した値を**せん断速度**（shear rate）γ と呼び，次式のようになる（図 4.10）。

$$\gamma = \frac{\Delta v}{y} \tag{4.6}$$

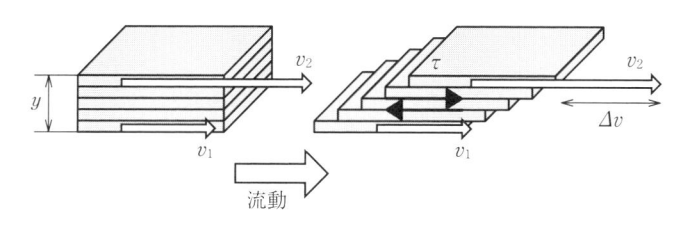

図 4.10 せん断速度

　せん断速度の単位は s^{-1} である。例えば，1 m の間隔で時速 360 km の速度差がある場合には，せん断速度は $100\ s^{-1}$ と算出される。

　単位断面積当りのせん断力を**せん断応力**と呼ぶ。せん断応力の単位は Pa である。せん断応力 τ をせん断速度 γ で除した値を**粘性係数**（coefficient of viscosity）η と呼び，次式のようになる。

$$\eta = \frac{\tau}{\gamma} \tag{4.7}$$

　粘性係数の単位は Pa·s である。次式で表されるポアズ〔P〕という単位が用いられることもある。

$$1\ \mathrm{P} = 1\ \mathrm{dyn \cdot cm^{-2} \cdot s} = 0.1\ \mathrm{N \cdot m^{-2} \cdot s} = 0.1\ \mathrm{Pa \cdot s} \tag{4.8}$$

理想化された流動として,「せん断応力」と「せん断速度」が比例する流体を**ニュートン流体**（Newtonian fluid）と呼ぶ（**図 4.11**）。液体や気体の流動を考えるときのモデルとして利用される。

粘性係数は, 物質の「流動しにくさ」を表し, 温度に依存する。液体では, 温度の上昇とともに粘性係数が減少する（**図 4.12**）。水では, 20 ℃で 1.002×10^{-3} Pa·s, 40 ℃で 0.653×10^{-3} Pa·s である。逆に, 気体では, 温度の上昇と

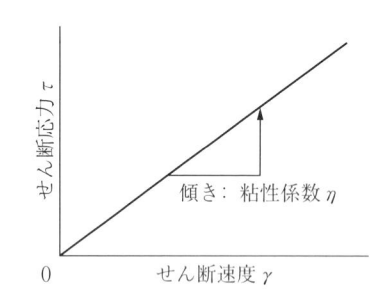

図 4.11 ニュートン流体

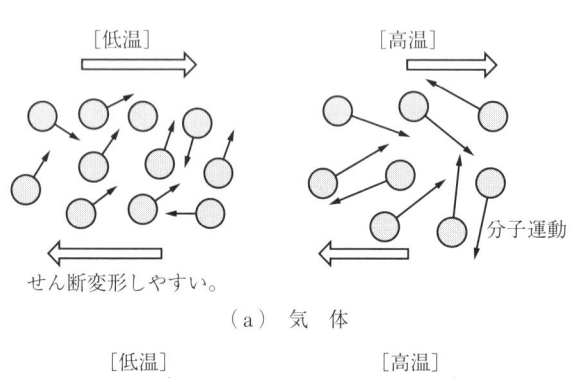

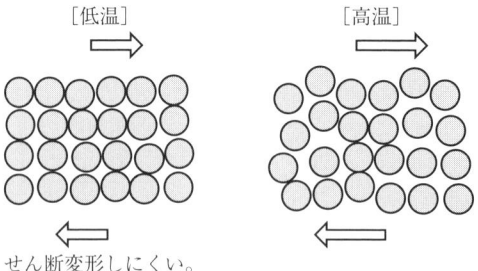

(a) 気 体

(b) 液 体

図 4.12 温度と粘性

ともに粘性係数が増加する。ただし，気体の粘性係数は，液体の粘性係数よりも桁違いに小さい。空気では，25℃で18.2×10^{-6} Pa·s，50℃で19.3×10^{-6} Pa·sである[22]。

液体を「粒子」(分子よりも大きな一体として運動する単位) の集団と仮定してみる。温度が上昇すると，各粒子の運動が盛んになり，粒子間でのずれが生じやすくなると考えると，粘性係数の減少を説明できる。

例えば，油は，温度の上昇とともにサラサラになり，温度の下降とともにドロドロになる。体外循環において，血液の温度を下げると血液の粘性係数が増加する。代用血漿などで血液を希釈すれば，粘性係数の増加を抑えられる。

他方，気体の粘性係数は，温度の上昇とともに増加する。気体の温度が上昇すると，気体分子の運動が盛んになる。このとき，衝突などの「分子間での相互作用」が大きくなると考えると，粘性係数の上昇を説明できる。呼吸において，温度が下降すると空気の粘性係数が減少し，気道における流動抵抗が小さくなる。

血液は，ゆっくり流動させるとドロドロであり，粘性係数が高い。せん断応力がせん断速度と比例せず，せん断速度によって粘性係数が変化するような流体を**非ニュートン流体**（non-Newtonian fluid）と呼ぶ（図 4.13）。

血液中には，多くの赤血球が含まれている。血球の体積比率を**ヘマトクリット**（hematocrit）と呼び，その値をHtで表す。ヒトでは，$Ht=40$ %程度である。面心立方格子における剛体球の空間充填率（問 3.3 参照）と比較する

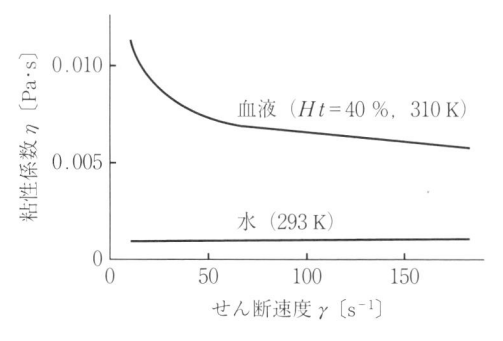

図 4.13 せん断速度と粘性係数の関係

と，大きな比率であることがわかる。

　流動が遅いときには，赤血球間での相互作用が流動抵抗を増大させる。流動が速いときには，赤血球間の相互作用が小さくなって，流動抵抗が減少する。流動が速いときには，個々の赤血球が変形することも，血液の流動抵抗を低下させることに寄与する。

　低せん断領域において，赤血球がコインを積み重ねたようになることを**連銭**（rouleau）形成と呼ぶ（**図 4.14**）。ヘマトクリット値が高くなると，粘性係数は上昇する。また，血栓形成に伴って血液の粘性が変化する。振動電極法（2.2.2項参照）を利用して，その粘性変化を検出することができる（**図 4.15**）。振動電極法では，インピーダンスのみならず卵黄と卵白の粘性の違いも検出できる。（**図 4.16**）。

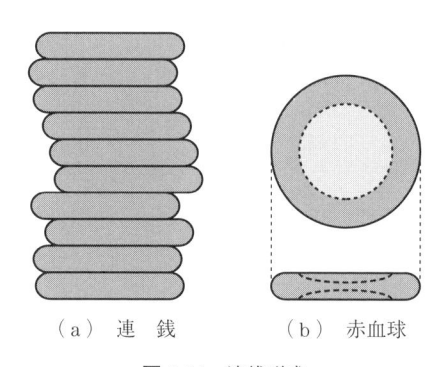

（a）連　銭　　（b）赤血球

図 4.14　連銭形成

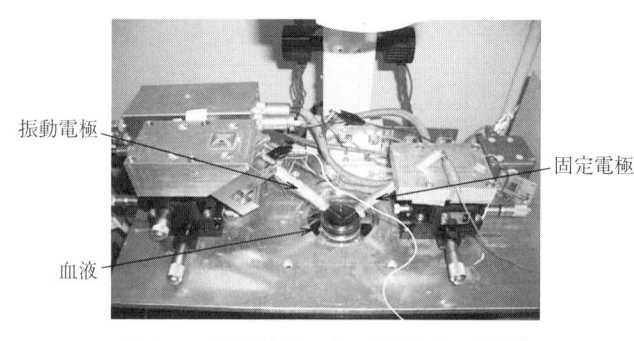

図 4.15　振動電極法による粘性変化の計測[23]

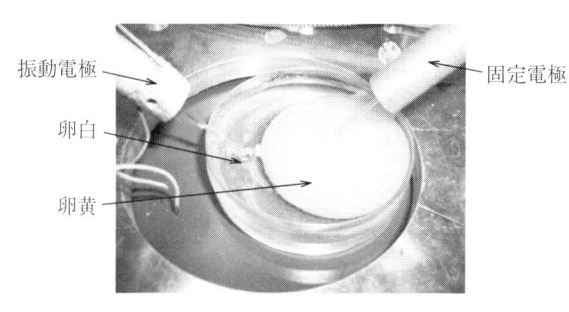

図 4.16 振動電極法による局所粘性計測[7]

4.1.3 粘 弾 性

通常の物体は，瞬間的には変形できないし，復元力がまったくないわけではない。変形や流動において，粘性と弾性の両方の性質を有すると考えられる。この性質を**粘弾性**（viscoelasticity），粘弾性を有する物体を粘弾性体と呼ぶ。粘弾性体として考えると，高分子材料や生体組織の変形挙動を理解しやすい。

粘性要素と弾性要素を直列接続したものを**マックスウェルモデル**（Maxwell model）と呼ぶ（**図 4.17**）。ステップ上にひずみを与えると，弾性要素にひず

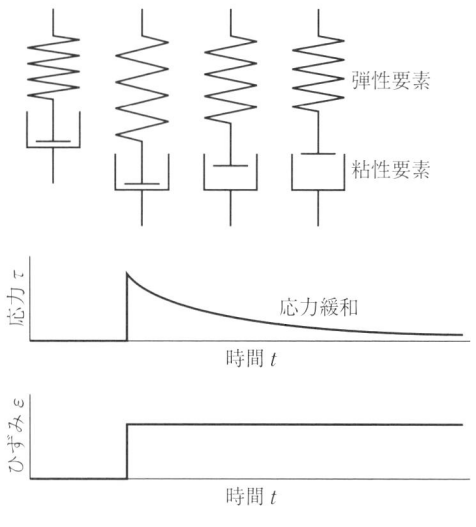

図 4.17 マックスウェルモデル

みに応じた応力が発生する。その応力に応じた速度で粘性要素が変形し始め，時間とともに弾性要素のひずみが減少して，応力が減少していく。この現象を**応力緩和**（stress relaxation）と呼ぶ。

粘性要素と弾性要素を並列に接続したものを，**ケルビン・フォークトモデル**（Kelvin-Voigt model）と呼ぶ（**図 4.18**）。ステップ上に応力を与えると，その応力に応じた速度で粘性要素が変形し始める。時間とともに弾性要素にかかるひずみが増加し，その分だけ弾性要素に加わる応力が増加する。粘性要素にかかる応力が漸減し，すべての応力が弾性要素に加わったところで弾性要素の変形が飽和する。この時間とともに進行する変形を**クリープ変形**（creep deformation）と呼ぶ。

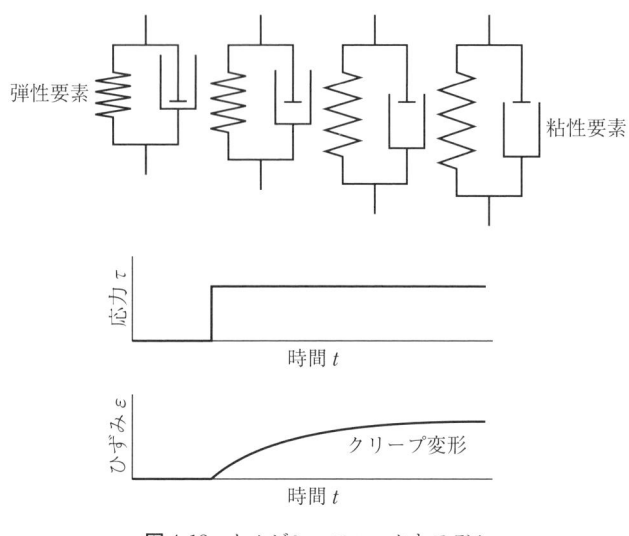

図 4.18 ケルビン・フォークトモデル

高分子溶液は，粘性だけでなく弾性的性質も持つ。このため，細い流路から解放されたときに広がったり（バラス効果），回転する棒付近の液面がせん断応力以外の方向に応力を発生して盛り上がったり（ワイゼンベルグ効果），渦の発生や乱流抵抗が抑えられたり（トムズ効果）する。

4.2 流れの抵抗と流速分布

4.2.1 流れの抵抗

血液が血管を流れるときの抵抗について考えよう。単位時間に流れる体積を**流量**（flow rate）と呼ぶ。流量 Q〔$\mathrm{m^3 \cdot s^{-1}}$〕は，上流と下流との圧力の差 ΔP〔Pa〕に比例して増加する。このときの比例定数が流れの抵抗 R_f〔$\mathrm{Pa \cdot m^{-3} \cdot s}$〕であり，次式のようになる。

$$R_f = \frac{\Delta P}{Q} \tag{4.9}$$

この関係は，「電流が導線を流れるときの電気抵抗 R」が，「導線の両端の電位差 ΔE」を「電流 I」で除した値として算出されることに対応している。

$$R = \frac{\Delta E}{I} \tag{4.10}$$

式（4.9）の関係を利用して，「**体循環**（systemic circulation）抵抗（全末梢血管抵抗）R_s」は，「大動脈圧 P_a」と「右心房圧 P_r」の差を「**心拍出量**（cardiac output）Q_c」で除して算出される（図 4.19）。

$$R_s = \frac{P_a - P_r}{Q_c} \tag{4.11}$$

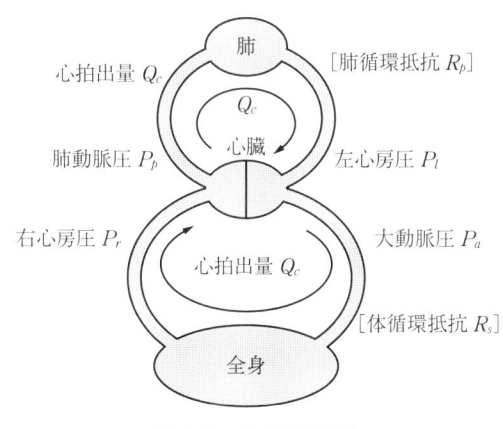

図 4.19 血液循環抵抗

同様にして，「**肺循環**（pulmonary circulation）抵抗 R_p」は，「肺動脈圧 P_p」と「左心房圧 P_l」の差を「心拍出量 Q_c」で除して算出される。

$$R_p = \frac{P_p - P_l}{Q_c} \tag{4.12}$$

肺循環は，肺での循環抵抗だけなので，体循環よりも抵抗が低く，5 分の 1 程度である。「心拍出量」は共通なので，圧力差が 5 分の 1 程度ということになる。ただし，詳細に見て**気管支循環**（bronchial circulation，大動脈から肺静脈への循環）を考慮すると，左心室の拍出量のほうが多い。

圧力差〔Pa〕を流量〔$m^3 \cdot s^{-1}$〕で除しているので，流れの抵抗の単位は〔$Pa \cdot m^{-3} \cdot s$〕，または〔Pa〕を SI 基本単位〔$kg \cdot m^{-1} \cdot s^{-2}$〕に置き換えると，〔$kg \cdot m^{-4} \cdot s^{-1}$〕となる。

大動脈圧が 13 kPa，右心房圧が 1 kPa，心拍出量が $10^{-4}\,m^3 \cdot s^{-1}$（= 6 L・$min^{-1}$）のとき，体循環抵抗は $1.2 \times 10^8\,Pa \cdot m^{-3} \cdot s$ と算出される。同様にして，肺動脈圧が 3 kPa，左心房圧が 1 kPa，心拍出量が $10^{-4}\,m^3 \cdot s^{-1}$（= 6 L・$min^{-1}$）のとき，肺循環抵抗は $2 \times 10^7\,Pa \cdot m^{-3} \cdot s$ と算出される。ただし，拍動流（4.3.1 項参照）では，圧力も流量も拍動周期に合わせて変動する。

吐出の際には，高圧によって流体を送り出すことができる。他方，大気圧下で吸引するときには，1 気圧（101.325 kPa）以上の圧力差は得られない。このため，吸引では流量を増加させにくい。心臓のポンピングにおいても，**拡張期**（diastole）は**収縮期**（systole）より時間が長い（問 4.6 参照）。

金属線の電気抵抗 R〔Ω〕は，長さ l〔m〕に比例し，断面積 A〔m^2〕に反比例すると考えると，次式のようになる。

$$R = \rho \frac{l}{A} \tag{4.13}$$

比例定数としての抵抗率 ρ〔Ω・m〕を用いて，金属の種類による抵抗の大きさを比較できる。

流れの抵抗も，管の長さとともに増加する。また，管の断面積が小さくなると抵抗が増加する。「流れの抵抗は断面積に反比例する」と考えてよいであろ

うか（4.2.2項参照）。

4.2.2 ハーゲン・ポアズイユ流

円管内を流体が流れるとき，断面内での流速が中心部でも管壁付近でも同じであるような流れを**プラグ流**（plug flow）と呼ぶ（**図4.20**（a））。

（a）プラグ流　　（b）ハーゲン・ポアズイユ流

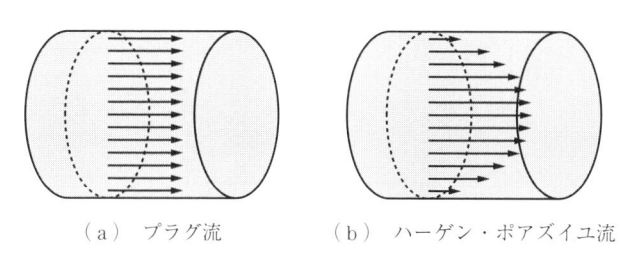

図4.20　円管内の流速分布

実際の円管内では，中心部での流速が大きく，管壁付近の流速が小さくなるような流速分布が生じる。管軸に平行な速度ベクトル群が管軸に対して対称で，速度ベクトル群の先端の包絡線が，中心軸に沿った面内で中心部での最大値を頂点とし壁面で0となる放物線になるような流れを**ハーゲン・ポアズイユ流**（Hagen-Poiseuille flow）と呼ぶ（図4.20（b））。

以下では，力学的なつり合いから，ハーゲン・ポアズイユ流の流速分布に関する式へ展開する。

内半径 a，長さ l の円管内に，同心円状に，速度 v，半径 r，厚さ dr，長さ l の薄肉円筒を仮想する（**図4.21**）。内側の円筒の速度は，外側の円筒の速度よりも速い（**図4.22**）。したがって，外側の円筒からは流れと反対方向の摩擦力，内側の円筒からは流れと同じ向きの摩擦力を受けている。この円筒が速度 v で等速直線運動するとき，「上流と下流の間の圧力差 ΔP による力」と「円筒間での摩擦力 F」の合力が0となる。F は，次式のように，円筒の側面積 $2\pi rl$ とせん断応力 τ との積である。

$$F = 2\pi rl\tau \tag{4.14}$$

4. 流　　動

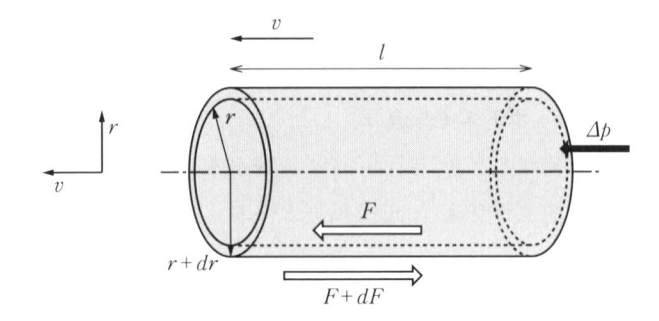

図 4.21 薄肉円筒における力のつり合い

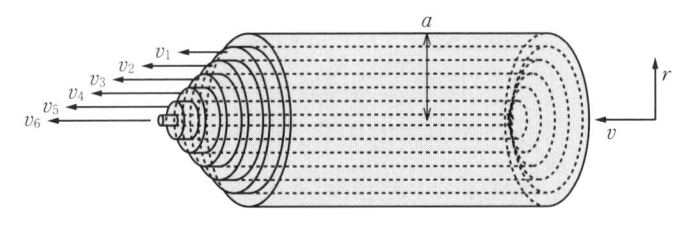

図 4.22 円管内の流体における薄肉円筒

$$\tau = -\eta \frac{dv}{dr} \tag{4.15}$$

η は粘性係数，dv/dr はせん断速度である。円管の中心を r の原点とする。中心 $r=0$ で v は最大，r の増加とともに v は減少する（図 4.22）。このため，式 (4.15) の右辺に負号が付いている。式 (4.14) に式 (4.15) を代入して，次式のようになる。

$$F = -2\pi l \eta r \frac{dv}{dr} \tag{4.16}$$

内側と外側それぞれの薄肉円筒との摩擦力の差 dF が流れに抵抗する力となり，次式で表される。

$$dF = -2\pi l \eta \frac{1}{dr}\left(r\frac{dv}{dr}\right)dr \tag{4.17}$$

この dF が，「上流と下流の間の圧力差 ΔP が薄肉円筒端面（面積 $2\pi r dr$）に働くことによる力」とつり合う。

$$dF = 2\pi r dr \Delta P \tag{4.18}$$

式 (4.17), (4.18) より

$$-2\pi l\eta \frac{1}{dr}\left(r\frac{dv}{dr}\right)dr = 2\pi r\, dr\, \Delta P \qquad (4.19)$$

両辺を整理して

$$-\frac{1}{dr}\left(r\frac{dv}{dr}\right)dr = \frac{\Delta P}{l\eta}r\, dr \qquad (4.20)$$

両辺を r について積分して

$$-\int \frac{1}{dr}\left(r\frac{dv}{dr}\right)dr = \frac{\Delta P}{l\eta}\int r\, dr \qquad (4.21)$$

$$-r\frac{dv}{dr} = \frac{\Delta P}{l\eta}\frac{r^2}{2} + C \qquad (4.22)$$

となる。式 (4.22) で，C は積分定数である。式 (4.22) が $r=0$（管の中心）でも成り立つためには，$C=0$ でなければならない。したがって，式 (4.22) は次式のようになる。

$$r\frac{dv}{dr} = -\frac{\Delta P}{l\eta}\frac{r^2}{2} \qquad (4.23)$$

両辺を r で除して

$$\frac{dv}{dr} = -\frac{\Delta P}{l\eta}\frac{r}{2} \qquad (4.24)$$

となる。式 (4.24) の左辺は，速度ベクトルの包絡線の接線の傾きであり，せん断速度 γ（$=dv/dr$）を表す。γ は中心軸において 0，管壁において最大となる。

壁面のせん断速度 γ_w は，$r=a$ より次式のようになる。

$$\gamma_w = -\frac{\Delta P}{l\eta}\frac{a}{2} \qquad (4.25)$$

式 (4.24) の両辺を r で積分すると

$$\int dv = -\frac{\Delta P}{l\eta}\int \frac{r}{2}\, dr \qquad (4.26)$$

$$v = -\frac{\Delta P}{4l\eta}r^2 + D \qquad (4.27)$$

となる。この式は，断面内の流速分布を表す。D は積分定数である。壁面で流

速が 0 なので，$r=a$ で $v=0$ より

$$D = \frac{\Delta P}{4l\eta} a^2 \tag{4.28}$$

となる。この式を式 (4.27) に代入して，次式のようになる。

$$v = \frac{\Delta P}{4l\eta} \left(a^2 - r^2 \right) \tag{4.29}$$

この式は，放物線状の流速分布を表す。流速を流路断面において積分することによって，以下のように流量 Q が算出される。

$$Q = \int_0^a 2\pi r\, dr\, \frac{\Delta P}{4l\eta} \left(a^2 - r^2 \right) \tag{4.30}$$

$$Q = \frac{\pi}{2l\eta} \Delta P \int_0^a \left(a^2 r - r^3 \right) dr \tag{4.31}$$

$$Q = \frac{\pi}{2l\eta} \Delta P \left[\frac{a^2 r^2}{2} - \frac{r^4}{4} \right]_0^a \tag{4.32}$$

$$Q = \frac{\pi a^4 \Delta P}{8l\eta} \tag{4.33}$$

式 (4.33) を変形して

$$\Delta P = \frac{8l\eta Q}{\pi a^4} \tag{4.34}$$

この式を式 (4.25) に代入して

$$\gamma_w = -\frac{4Q}{\pi a^3} \tag{4.35}$$

となる。式 (4.35) より，流量が一定の場合，壁面のせん断応力は半径の 3 乗に反比例することがわかる。

式 (4.34) を式 (4.9) に代入して

$$R_f = \frac{8l\eta}{\pi a^4} \tag{4.36}$$

となる。この流速分布の場合，直円管の流れの抵抗 R_f 〔kg·m^{-4}·s^{-1}〕は半径 a 〔m〕の 4 乗に反比例する。半径が 1 割減少すると，流れの抵抗は 5 割以上増加することになる。

上記の流速分布を図示して，流量を直感的にとらえてみる。壁面付近の速度

分布から，全体の速度分布へと外挿する。円管の内半径が2倍になると，プラグ流において流速が変わらなければ，断面積は4倍となり，流量も4倍になる（図 4.23 (a)）。他方，ハーゲン・ポアズイユ流においては，壁面付近から放物線状の速度分布を外挿していくと，中央の流速が増加して流量が16倍になる（図 4.23 (b)）。

(a) プラグ流

(b) ハーゲン・ポアズイユ流

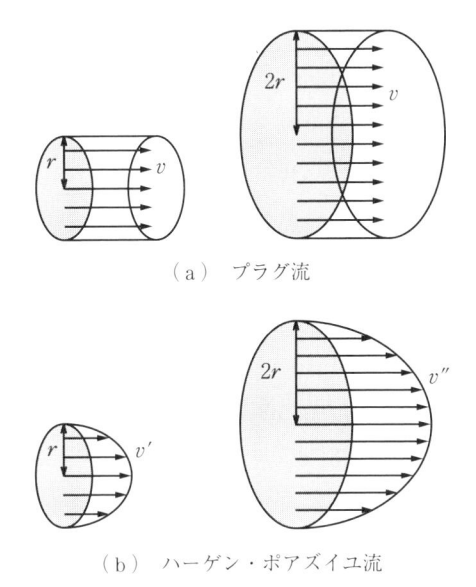

図 4.23 円管の内半径と流速分布

ハーゲン・ポアズイユ流の仮定の下に，各部分での血管の内径（$7 \times 10^{-6} \sim 2.5 \times 10^{-2}$ m）と流量から，式 (4.35) を用いて血管壁におけるせん断速度を算出することができる。ヒトの血管内の血液流れにおいては，血管壁面でのせん断速度は $60 \sim 800 \mathrm{~s}^{-1}$ と算出される[24]。

細胞に対して持続的に力学的な刺激を加える方法として，せん断流れが適用される。血管内皮細胞は，血管壁の内面を覆っている。壁面せん断流れの刺激によって，流れに平行な方向に細胞の長軸が配向することが観察されている。他方，筋芽細胞は，分化・融合して筋管を形成する過程で，流れに垂直な方向に配向するという実験結果が報告されている[16]。

4.2.3 ハーゲン・ポアズイユ流の成立要件

ハーゲン・ポアズイユ流は，まっすぐで分岐がなく十分に長い円管における定常流で，層流（4.3.2項参照）の場合を仮定している。層間の粘性力が流れ全体で平衡している場合の円管で，図4.20（b）の流速分布が成立する。

血管は曲がっていて分岐も多く，血液流れは拍動を伴っている。血液は非ニュートン流体なので，粘性係数を一定とみなせない。したがって，流速分布はハーゲン・ポアズイユ流からずれる。これらのことを考慮しても，血管内径の減少に伴う流路抵抗の増加は急激である。

管の流入口付近では，上流の流速分布を引き継ぐため，断面内の流速分布は図4.20（b）からずれているが，流入口から下流になると図の流速分布に近づいていく。この区間を**助走区間**（inlet region），長さを**助走距離**（inlet length）と呼ぶ（**図4.24**）。円管の半径 r やレイノルズ数 Re（4.3.2項参照）が小さいときには助走距離が短くなる。

粘性力が流れ全体に及んでいなくても，壁面付近では放物線状の流速分布になる。この領域を**境界層**（boundary layer）と呼ぶ（**図4.25**）。

ハーゲン・ポアズイユ流を仮定することによって，細管を流れるときの抵抗から，流体の粘性係数を算出することができる。ただし，非ニュートン流体である血液では，流速分布がハーゲン・ポアズイユ流からずれるので，細管による粘性係数の測定は困難である。非ニュートン流体では，せん断速度が一様な状態で計測するとよい（4.2.4項参照）。

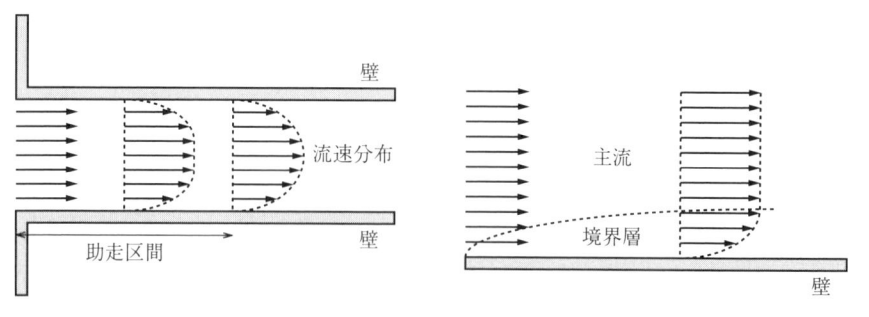

図4.24 助走区間

図4.25 境界層

4.2.4 クエット流

間隔 d の2枚の壁に挟まれた流体の流動を考える。片方の壁は速度 v で運動し,他方の壁は静止しているものとする。運動する壁面に接する流体は流動し,静止している壁面に接する流体は静止する。両者の間に挟まれた流体は,その中間の速度で流動する。流速が,壁面からの距離に比例し,速度ベクトルの包絡線が直線になるような流れを,**クエット流**(Couette flow)と呼ぶ(**図 4.26**)。

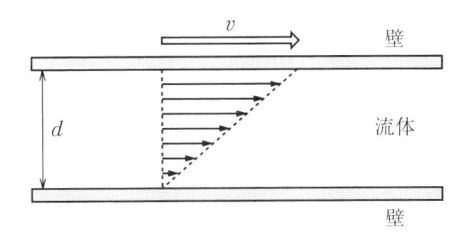

図 4.26 クエット流

クエット流では,壁面からの距離にかかわらず,次式のようにせん断速度 γ が一定となる。

$$\gamma = \frac{v}{d} \tag{4.37}$$

回転円錐と静止平板の間に挟まれた流体においても,クエット流型の流速分布が生じる(**図 4.27**)。回転軸からの距離 r に比例して,円錐・平板間の距離 d が大きくなる。θ が十分小さいとき

$$d = r \tan \theta = r\theta \tag{4.38}$$

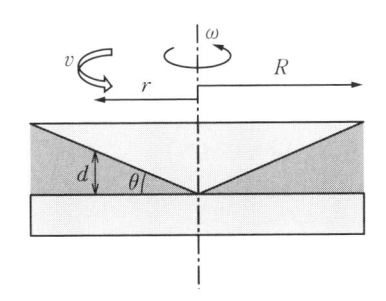

図 4.27 回転円錐・静止平板間の流動

となる。ここで、θ はすきま角〔rad〕である。また、円錐面の速度 v〔m・s^{-1}〕は、次式のように回転軸からの距離 r〔m〕に比例する。

$$v = r\omega \tag{4.39}$$

ここで、ω は回転角速度〔rad・s^{-1}〕である。したがって、せん断速度 γ は、次式のように回転軸からの距離 r によらず一定となる。

$$\gamma = \frac{v}{d} = \frac{r\omega}{r\theta} = \frac{\omega}{\theta} \tag{4.40}$$

この方法では、流体全体に、一様なせん断速度を加えることができるので、非ニュートン流体（4.1.2項参照）の計測に向いている。**円錐平板型粘度計**（cone-plate viscometer）では、回転円錐と静止平板の間に流体を挟む（**図4.28**）。円錐を一定速度で回転させ続けるためのモーメント（**トルク**（torque））が、流体の粘性係数に比例することを利用する（問4.9参照）。

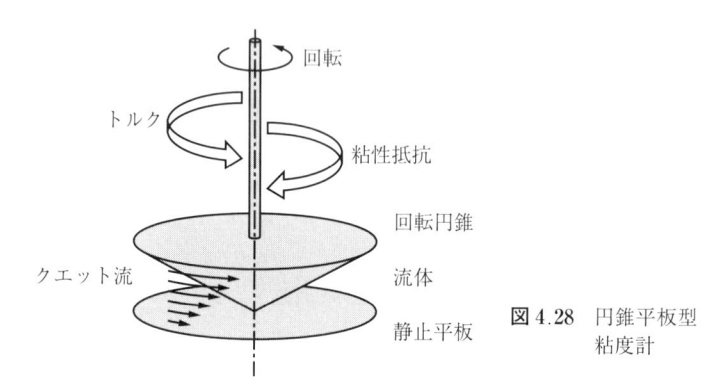

図4.28　円錐平板型粘度計

円錐平板型粘度計を、凝血塊形成に伴う流動抵抗の上昇の測定や、凝血塊形成に対するせん断速度の影響の評価に応用できる（**図4.29**（a））。トルク上昇までの時間 t_0 によって、凝血塊形成までの時間を計測できる。また、トルクが T_0 から T_1 へ上昇した場合、次式を用いて算出した上昇率 R_c（**血栓形成度**）によって、血栓形成能を評価できる（図4.29（b））[25]。

$$R_c = \frac{T_1 - T_0}{T_1} \tag{4.41}$$

血栓が大きくなってトルクの上昇が大きくなると、R_c は1に近づく（図

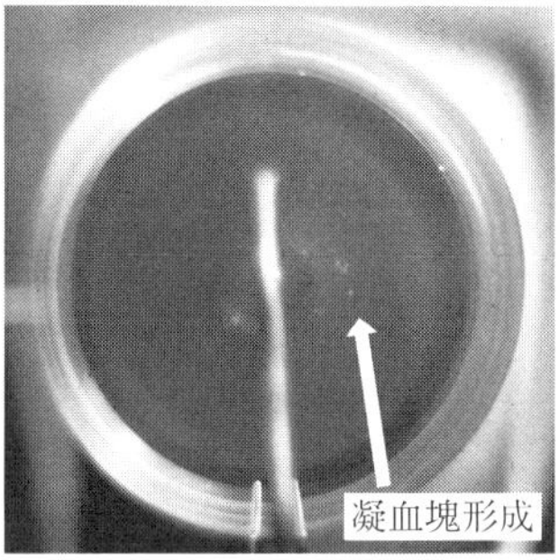

4.2 流れの抵抗と流速分布　69

(a) 回転円錐・静止平板間の血液

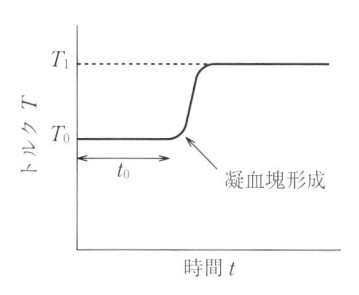

(b) 凝血塊形成に伴う流動抵抗の上昇

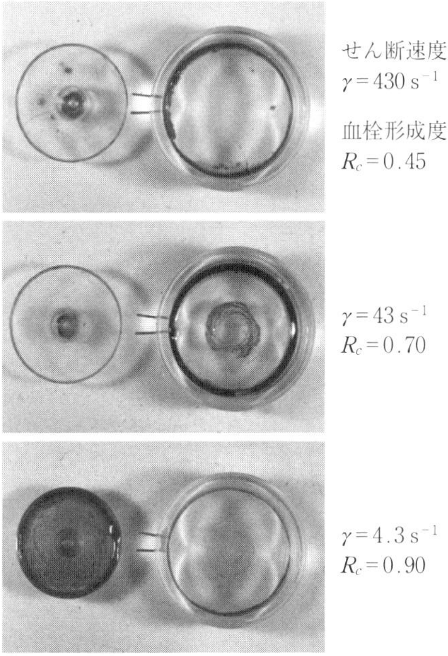

せん断速度
$\gamma = 430 \text{ s}^{-1}$

血栓形成度
$R_c = 0.45$

$\gamma = 43 \text{ s}^{-1}$
$R_c = 0.70$

$\gamma = 4.3 \text{ s}^{-1}$
$R_c = 0.90$

(c) 形成された凝血塊
　　（左：円錐，右：平板）

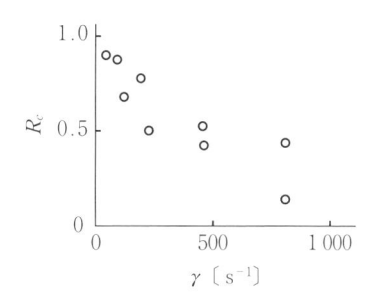

(d) せん断速度 γ と血栓形成度 R_c

図 4.29　回転円錐・静止平板間の凝血塊形成

4.29 (c))。せん断速度が 500 s^{-1} 以上では，R_c が 0.5 以下となり，凝血塊の成長が抑えられる。逆に，せん断速度が 100 s^{-1} 以下では，R_c が 0.7 以上とな

り,凝血塊の成長が促進される(図4.29(d))。

　時計回りの円盤と反時計回りの円盤の間に流体を挟めば,中立の静止面を挟んだクエット流型の流速分布を実現できる。この静止面においてクエット流中での浮遊物を観察するのが,**逆回転レオスコープ**(counter rotating rheoscope)である(**図 4.30**(a),(b))。流体中に浮遊させた状態で,せん断応力を浮遊物に加えながら,変形を観察できる[4]。

　赤血球は,骨髄で生成されてから,血管内を循環している間に変形能が変化する。赤血球の変形能は,内容物の濃度によって変化する。赤血球を遠心分離

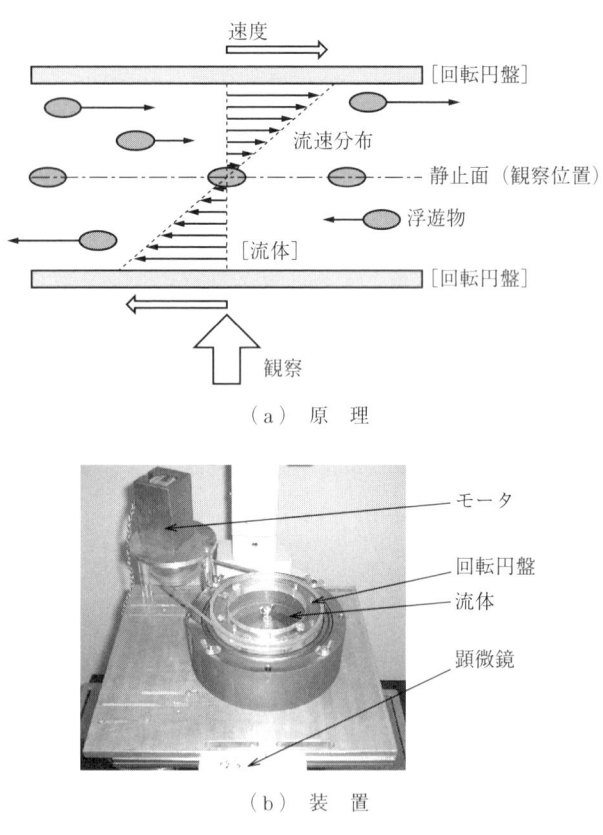

(a) 原　理

(b) 装　置

図 4.30　逆回転レオスコープ

によって密度別に区分し（6.1.1項参照），逆回転レオスコープを用いて変形能の違いを計測できる[26]。

4.2.5 平行平板間の流れ

平行平板間では，中央部の流速が最大で，壁面付近の流速が小さくなるような流速分布が生じる。図 4.31（a）のような流速分布において，4.2.2項と同様に，壁面せん断速度 γ を算出しよう。図 4.31（a）では，平板に平行な速度ベクトル群が平行平板間（間隔 d）の中央面に対して対称である。平板に垂直で流れ方向の面内で，速度ベクトル群の先端の包絡線は，中心部での最大値を頂点とし，壁面で 0 になる放物線となっている。

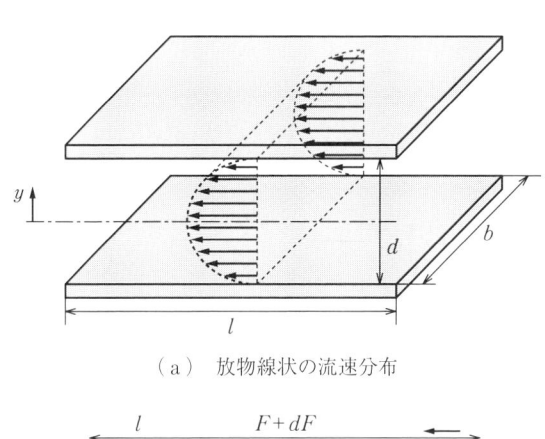

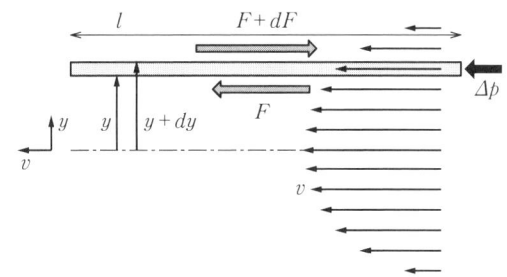

（a）放物線状の流速分布

（b）流体内の力のつり合い

図 4.31　平行平板間の流れ

平行平板間の中心を原点とし，壁面に向かって垂直に y 軸をとる。平行平板間に，y と $y+dy$ とに挟まれた，速度 v，幅 b，長さ l の薄肉平板を仮想する（図 4.31（b））。この平板が等速直線運動するとき，「上流と下流の間の圧力差 ΔP による力」と「平板間での摩擦力 F」がつり合っている。F は，次式のように，平板の摩擦面積 bl とせん断応力 τ の積である。

$$F = bl\tau \tag{4.42}$$

$$\tau = -\eta \frac{dv}{dy} \tag{4.43}$$

ここで，η は粘性係数である。中心 $y=0$ で v は最大となり，y の増加とともに v は減少する。そのため，式 (4.43) の右辺に負号が付いている。式 (4.43) を式 (4.42) に代入して，次式のようになる。

$$F = -bl\eta \frac{dv}{dy} \tag{4.44}$$

内側と外側それぞれの薄肉円筒との摩擦力の差 dF が，流れに抵抗する力となり，式はつぎのようになる。

$$dF = -bl\eta \frac{1}{dy}\left(\frac{dv}{dy}\right)dy \tag{4.45}$$

この dF が「上流と下流の間の圧力差 ΔP が薄肉平板端面（面積 $b\,dy$）に働くことによる力」とつり合い，次式が成り立つ。

$$dF = b\,dy\,\Delta P \tag{4.46}$$

式 (4.45)，(4.46) より

$$-bl\eta \frac{1}{dy}\left(\frac{dv}{dy}\right)dy = b\,dy\,\Delta P \tag{4.47}$$

$$-\frac{1}{dy}\left(\frac{dv}{dy}\right)dy = \frac{\Delta P}{l\eta}dy \tag{4.48}$$

となる。両辺を y について積分して，以下のようになる。

$$-\int \frac{1}{dy}\left(\frac{dv}{dy}\right)dy = \frac{\Delta P}{l\eta}\int dy \tag{4.49}$$

$$-\frac{dv}{dy} = \frac{\Delta P}{l\eta}y + C \tag{4.50}$$

ここで，C は積分定数である。$y=0$（平板間の中心）で $dv/dy=0$ なので $C=0$。したがって，式 (4.50) は次式のようになる。

$$\frac{dv}{dy} = -\frac{\Delta P}{l\eta}y \tag{4.51}$$

この式の左辺は，速度ベクトルの包絡線の接線の傾きであり，せん断速度 γ（$=dv/dy$）を表す。γ は中心において 0，壁において最大となる。

壁面 $y=d/2$ でのせん断速度 γ_w は，次式のようになる。

$$\gamma_w = -\frac{\Delta P}{l\eta}\frac{d}{2} \tag{4.52}$$

式 (4.51) の両辺を y で積分すると以下のようになる。

$$dv = -\frac{\Delta P}{l\eta} y\, dy \tag{4.53}$$

$$\int dv = -\frac{\Delta P}{l\eta} \int y\, dy \tag{4.54}$$

$$v = -\frac{\Delta P}{2l\eta} y^2 + D \tag{4.55}$$

式 (4.55) は，断面内の流速分布を表す。D は積分定数である。壁面で流速が 0 なので，$y=d/2$ で $v=0$ より

$$D = \frac{\Delta P}{8l\eta} d^2 \tag{4.56}$$

となり，式 (4.56) を式 (4.55) に代入して

$$v = \frac{\Delta P}{8l\eta}\left(d^2 - 4y^2\right) \tag{4.57}$$

を得る。式 (4.57) は，放物線状の流速分布を表す。流速を流路断面において積分することによって，以下のように流量 Q が算出される。

$$Q = \int_0^{\frac{d}{2}} 2b\, \frac{\Delta P}{8l\eta}\left(d^2 - 4y^2\right) dy \tag{4.58}$$

$$Q = \frac{b\Delta P}{4l\eta}\left[d^2 y - 4\cdot \frac{y^3}{3}\right]_0^{\frac{d}{2}} \tag{4.59}$$

$$Q = \frac{bd^3 \Delta P}{12l\eta} \tag{4.60}$$

式(4.60)を変形して

$$\Delta P = \frac{12l\eta Q}{bd^3} \tag{4.61}$$

となり，この式を式(4.52)に代入して次式を得る。

$$\gamma_w = \frac{6Q}{bd^2} \tag{4.62}$$

平行平板間の流れの下で，平板からの細胞の剥離(はく)から，平板と細胞の間の接着力をせん断応力として見積もることができる（図4.32）。平行平板間流路を顕微鏡下で観察する（図4.33，図4.34）ことによって，流れの影響（せん断速度・せん断応力）による細胞の移動・変形・分裂・配向・分化（図4.35，図4.36）などの定量的な評価も可能である[27]。

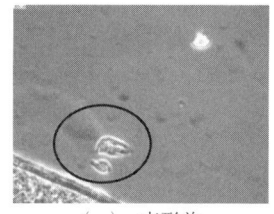

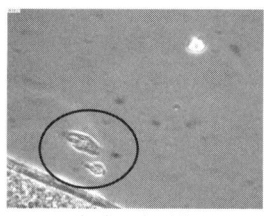

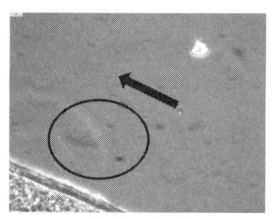

（a）変形前　　（b）変形後　　（c）剥離

——— 0.2 mm，　矢印は流れ方向

図4.32　細胞の変形・剥離[14]

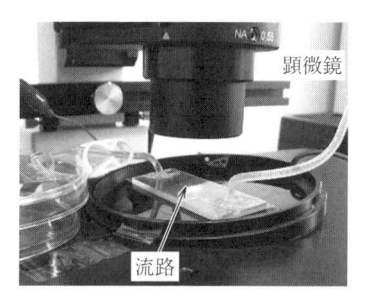

図4.33　平行平板間流路

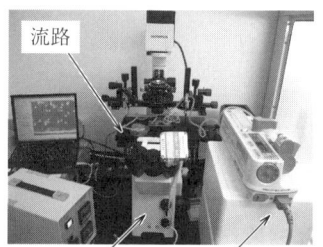

図4.34　平行平板間流路観察システム

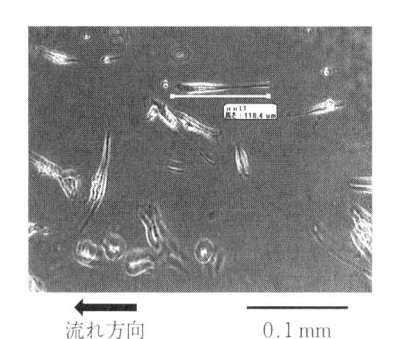

図 4.35　細胞の伸展

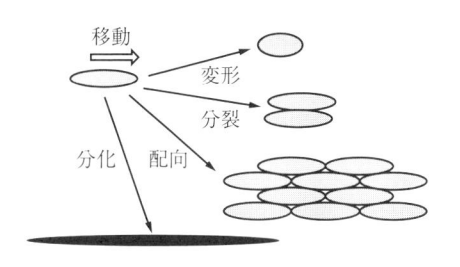

図 4.36　細胞の移動・変形・分裂・配向・分化

4.2.6　2 次 流 れ

落下球を利用して周囲流体の粘性係数を計測する方法が工夫されている．円管内の流体中を，重力によって落下する球の「速度 v」，「球の密度と試料液体の密度との差 $\rho_1-\rho_2$」，「球の直径 d」を利用して次式により算出する（**図 4.37**）．

$$\eta \propto \frac{d^2(\rho_1-\rho_2)}{v} \tag{4.63}$$

「球と円管の直径比率 d/D」を利用して管壁の影響を補正する．式 (4.63) では，球の周囲に乱流（4.3.2 項参照）などが生じない場合を仮定している．

流れの中で回転する球の周囲の流れを考えてみよう．回転球の表面付近の流体は，回転方向に引きずられる．進行方向による速度と回転に引きずられる速

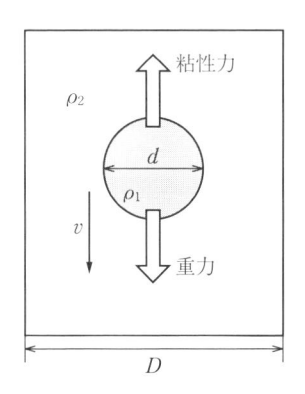

図 4.37　落下球

度とが同方向になる領域では，流体の引き込みによって流線（4.3.2 項参照）の密度が高くなり，圧力が低下する（4.1.1 項，図 4.4 参照）。この圧力の低下によって，球は進行方向に垂直な方向の力を受ける（**図 4.38**）。

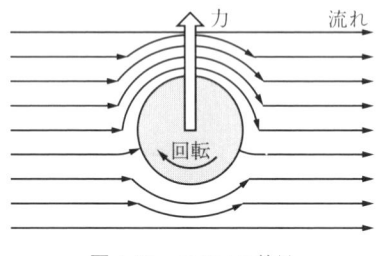

図 4.38 マグヌス効果

回転しながら進む球や円筒も，相対的には，流れの中で回転する球と同じ効果を受ける。これらを**マグヌス効果**（Magnus effect）と呼ぶ。回転ボールを投げたときに，進行方向が曲がることを説明できる。

管路内の流れにおいては，「中心部が速く，壁面付近が遅い」という流速分布によって，浮遊粒子が回転しながら中心軸付近に集まる。これを**軸集中**と呼ぶ。浮遊粒子の挙動は，周囲の流体との比重に依存する。軸集中によって，赤血球は中心軸付近を流れ，壁面付近には流れない（**図 4.39**）。この場合，赤血球は，せん断速度が小さい領域にとどまることになり，赤血球の破壊が抑制される。

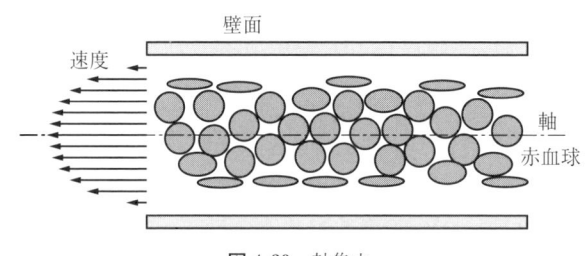

図 4.39 軸集中

流路が直線状でなく，曲がっている場合は，流体内各部の運動の慣性のために，主たる流れの方向に対して垂直方向の流れ成分が生じる（**図 4.40**）。これを **2 次流れ**（secondary flow）と呼ぶ。

図 4.40　曲管内の 2 次流れ

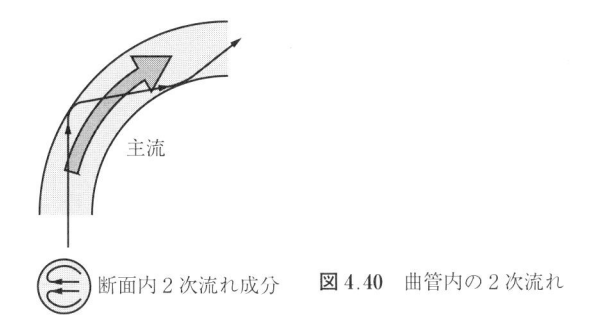

対称軸を共有する「回転内円筒の側面」と「静止外円筒の側面」との間に挟まれた流体内での流れを考える。内円筒と外円筒との間には，クエット流と同様の流れが生じる。さらに，内円筒付近の流体は，遠心力によって外円筒へ向かう。この内から外への流れは，さらに外から内へと続く，らせん状の 2 次流れを生じる（**図 4.41**）。このらせん状の流れを**テイラー渦**（Taylor vortex）と呼ぶ。回転円錐と静止平板の間の流動（4.2.4 項参照）においても，遠心力によるテイラー渦型の 2 次流れが生じる（**図 4.42**）。

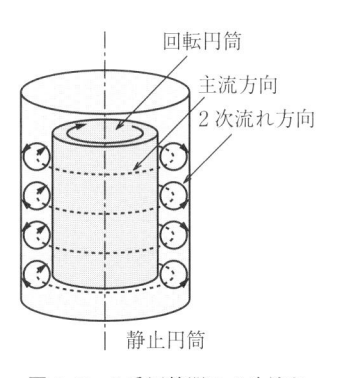

図 4.41　2 重円筒間の 2 次流れ

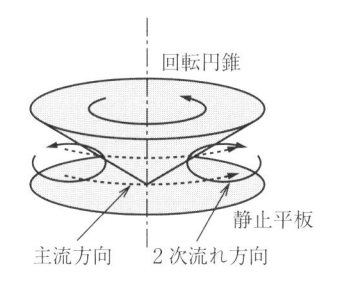

図 4.42　円錐・平板間の 2 次流れ

他方，内側でなく，外側を回転させることによって，遠心作用による 2 次流れを緩和できる。回転外円筒と静止内円筒の間（**図 4.43**），または，回転凹円錐と静止凸円錐の間（**図 4.44**）に流体を挟む工夫が有効である。

さらに，図 4.43 のように静止内円筒の底面を凸円錐とすれば，底面におい

78   4. 流　　　　動

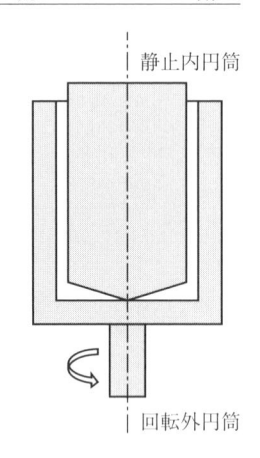

図 4.43　回転外円筒・静止内円筒間の流動

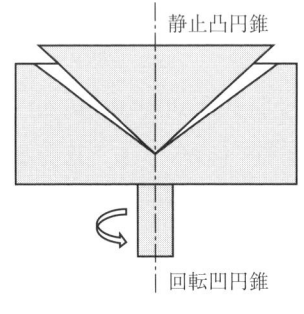

（静止内円筒／回転外円筒）

（a）回転凹円錐，静止凸円錐　　　（b）凹円錐・凸円錐

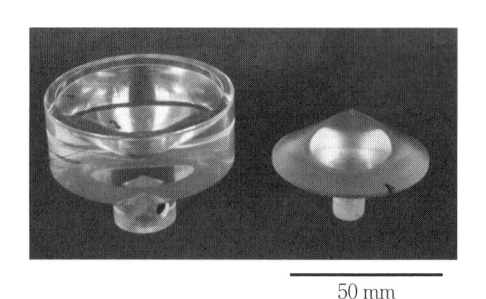

図 4.44　回転凹円錐・静止凸円錐間の流動

ても一様なせん断速度の流れを誘導できる．これらの工夫によって，2次流れを緩和しつつ，流体全体に一様せん断速度を加えられるので，赤血球の疲労破壊試験への応用に有効である[15]．

4.3　定常流と非定常流

4.3.1　拍　　動　　流

　時間とともに流速が変化することのない流れを，**定常流**（steady flow）と呼ぶ．これに対して時間とともに流速が変化する流れを，**非定常流**（non-steady flow）と呼ぶ．動脈内の血液は，心臓の拍動に合わせて流速が周期的に変化する．この流れを**拍動流**（pulsatile flow），または**脈流**と呼ぶ．拍動流や脈流も非定常流に含まれる．

ところで，運動方程式を思い出せば，力がつり合っていないと加速流れになるはずである（4.2.2項参照）．圧力差による力と抵抗力とがつり合っていることによって定常的な流れとなる（図4.21）．例えば，流れの抵抗が0であるときには，圧力差がなくても流体が流れ続ける．

他方，拍動流では，加速と減速が繰り返されている．加速時には，圧力差による力が抵抗力を上回り，減速時には，圧力差による力が抵抗力を下回る．

例えば，大動脈弁での流路抵抗を考えてみよう．心収縮期の前半（加速期）では，左心室圧が大動脈圧を上回り，その圧差による力は大動脈弁での流路抵抗力を上回って，流れが加速されつつ左心室から大動脈へと血液が駆出される（**図4.45**）．

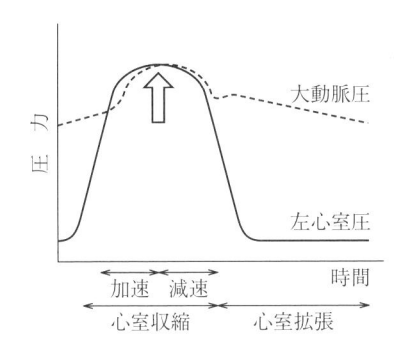

図4.45 拍動流における圧力差

それに引き続いて，心収縮期の後半（減速期）では，左心室圧が大動脈圧を下回ることが多い（図4.45の矢印以降）．すなわち，上流よりも下流のほうが圧力が高い．この圧力差がブレーキとなって流れが減速し，逆流する手前で大動脈弁が閉じる．大動脈弁は，心収縮期に弁輪が拡大し，流れの抵抗がきわめて小さいためである．

大動脈弁での流路抵抗が大きいときには，減速期においても左心室圧が大動脈圧を上回る．両者の圧差による力よりも大きな「流路抵抗力」によって，流

れが減速されることになる。このことを利用すると，減速期においても左心室圧が大動脈圧を上回っている場合には，大動脈弁における流路抵抗が大きいと判断できる。大動脈弁狭窄などの判定に用いられる。

内圧が変動する場合，局所において管壁の変形性が異なると，その場所において内径の差が生じ，流路に段差を生じる（図4.46）。血管内圧は，拍動流に伴って変動する。人工血管と生体血管の接続部における段差は，血栓形成の原因となる。変形性をそろえることが大切である。

拍動流中では，せん断速度が周期的に小さくなるので，赤血球の破壊が抑制される[15]。攪拌効果によってよどみ領域を洗い流せるので，血栓の成長を抑制できる[28]。周期的に壁面せん断速度が大きくなることも，血栓成長の抑制につ

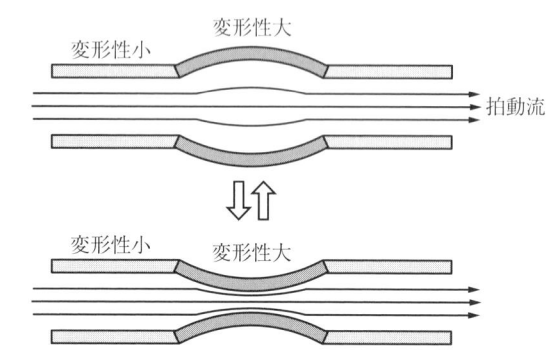

図4.46 管壁の変形性の差による流路形状変化

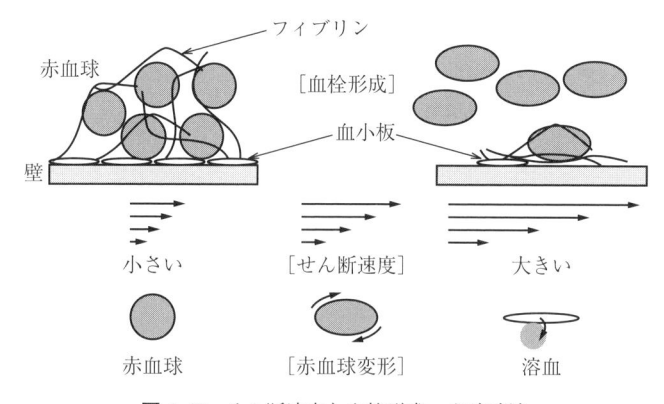

図4.47 せん断速度と血栓形成・血球破壊

ながる[29]（**図 4.47**）。血管内皮細胞の付着に対する影響も，拍動流と定常流とで異なる[30]。

4.3.2 層流と乱流

粘性力よりも慣性力が支配的になると，流れが層間で剥離したり，混じり合ったりするようになる。層間での混じり合いがない流れを**層流**（laminar flow）と呼び，層間で混じり合う流れを**乱流**（turbulent flow）と呼ぶ（**図 4.48**）。

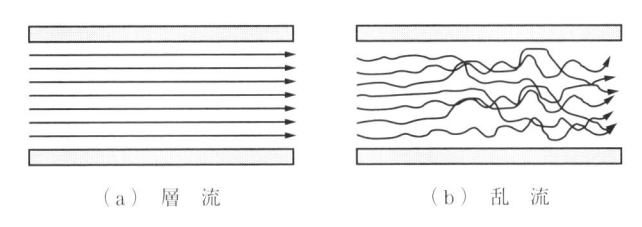

（a）層 流　　　　（b）乱 流

図 4.48　流れの軌跡

慣性力（inertial force）と**粘性力**（viscous force）の比を表す無次元数を**レイノルズ数**（Reynolds number）Re と呼び，次式のようになる。

$$Re = \frac{\rho v x}{\eta} \tag{4.64}$$

ここで，ρ は密度，v は代表速度，x は代表長さ，η は粘性係数である。

レイノルズ数は，「力」と「力」の比となっているので，無次元（2.1.1 項参照）で単位がない（問 4.8 参照）。流れが層流か乱流かを予測する指標になる。流れが層流から乱流に遷移するときのレイノルズ数を**臨界レイノルズ数**（critical Reynolds number）と呼ぶ。

無次元数なので，ミニチュアモデルで実験した結果が，実際の寸法での流れを予測する際に利用される（相似則）。すなわち，レイノルズ数をそろえて模擬実験が企画される。レイノルズ数が表すように，太い血管ほど，流れが速いほど，粘性が低いほど，乱流になりやすい。血管内平均流速と血管内径をヒト血管各部に適用すると，レイノルズ数は 0.000 5 〜 2 000 と算出される[24]。

十分に長くまっすぐな円管内の定常流では，v を断面内平均流速，x を管の内径とすると，臨界レイノルズ数は 2 000 〜 4 000 となる。動脈内の血液流れは，時間とともに周期的に変動する「拍動流」なので，定常流よりも乱流になりやすい。

流体の記述法を，二通りに区分することができる。一つは，固定された地点での流れの時間変化を追う方法，もう一つは，流れていく粒子の速度変化を追う方法である。流路を透明化し，色素や微小な粒子を流すことによって，流れの様子を可視化することができる。

流れの方向を結ぶ線を**流線**（streamline）と呼ぶ（**図 4.49**）。定常流で層流の場合には，流線は流れの軌跡と一致する。流線は交わらない。交わるとすると，交点では，流れの方向が定まらなくなってしまう。

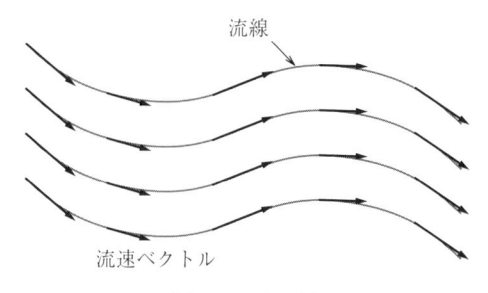

図 4.49 流　線

乱流や非定常流においては，各地点における流速ベクトルが変動するため，流線も変動する。各瞬間における流線は，流れの軌跡とは一致しない。

定常流において，レイノルズ数が大きくなると，流体内の各位置での流れが非定常になる。これは，流体内で，慣性によって非定常な剥離・渦などが発生するためである（**図 4.50**）。障害物の下流において，交互に形成されては剥離する渦を**カルマン渦**（Karman vortex）と呼ぶ。

流路壁面を滑らかにしておくことも，流れの剥離を防ぐのに役立つ。人工心室の内面を滑らかにすることで，血流の乱れを抑えることができる（**図 4.51** の③）。また，人工心室における流入・流出方向によって，人工心室内の流れ

4.3 定常流と非定常流　83

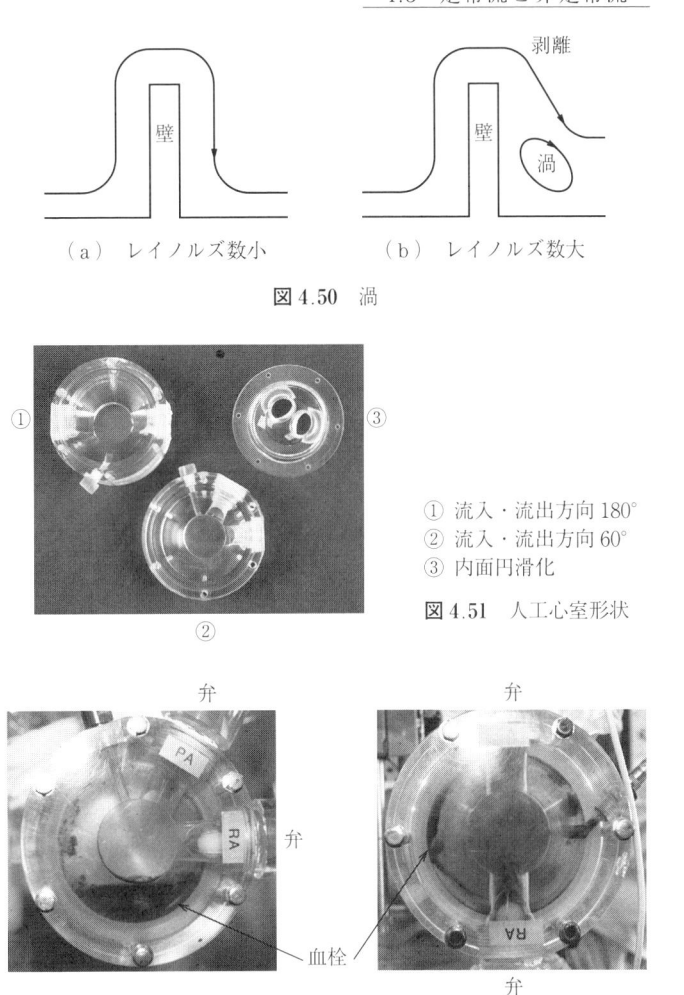

(a) レイノルズ数小　　(b) レイノルズ数大

図 4.50　渦

① 流入・流出方向 180°
② 流入・流出方向 60°
③ 内面円滑化

図 4.51　人工心室形状

(a) 流入・流出方向 60°　　(b) 流入・流出方向 180°

図 4.52　人工心室内の血栓[31]

が変わる。このことが，血栓形成に影響を及ぼす（**図 4.52**）。

　乱流においては，層間で混じり合うので，流れの抵抗が大きくなる。他方，撹拌効果によって，物質の輸送効率が上昇する。人工肺においては，ガス交換膜付近の流体の撹拌作用によって，ガス交換効率が上がる（5.3.1 項参照）。

章 末 問 題

問 4.1 材料にステップ状に変形を加えたときの応力を測定した。この解析で，単純なケルビン・フォークトモデルを適用できない理由を述べよ。

問 4.2 十分に長いまっすぐな円筒の内部の層流において，円筒の内径が 2 倍になると流れの抵抗は何倍になるか。

問 4.3 血管の流れの抵抗が増加する場合を挙げよ。

問 4.4 内半径 $a = 1 \times 10^{-4}$ m，長さ $l = 0.1$ m の細管を通る粘性係数 $\eta = 1 \times 10^{-3}$ Pa·s の水の層流の抵抗を算出せよ。

問 4.5 平均肺動脈圧を 25 mmHg，左心房圧を 5 mmHg，心拍出量を 5.5 L·min^{-1} として，肺循環の抵抗を求めよ。

問 4.6 心室の収縮・拡張において，収縮期よりも拡張期が長くなる要因について説明せよ。

問 4.7 拍動流において，圧力勾配と逆の方向に流れるのは，どのような場合か。

問 4.8 定義式から，レイノルズ数が無次元であることを示せ。

問 4.9 図 4.27 において平板との間に粘性係数 η の流体を挟んで，円錐を回転角速度 ω で回転させるためのトルク T を，円錐の半径 R，平板とのすきま角 θ を用いて表せ。また，$\eta = 0.005$ Pa·s，$\omega = 6$ rad·s^{-1}，$R = 0.02$ m，$\theta = 0.02$ rad のとき，トルク T を算出せよ。

5 章
エネルギー

　生体においては，エネルギー変換によって，生命活動が営まれ，体温が維持され，物質の移動が制御されている。本章では，生体膜における物質の移動，心臓の仕事率などを通じて，エネルギー工学の基礎を学ぶ。

5.1 物質の状態

5.1.1 温　　　度

　エネルギー状態を表す量として，2章で学んだように，温度〔K〕が使用される。温度の上昇によって，さまざまな変化が生じる。固体の体積が膨張する。**融点**（melting point）を超えると，固体が溶融して液体に変化する。液体の体積が膨張する。**沸点**（boiling point）を超えると，液体が気体に変化する。気体の体積が膨張する。

　分子自身の体積を 0 とし，分子相互間の作用を無視した気体を**理想気体**（ideal gas）と呼ぶ。n モルの理想気体における温度 T，体積 V，圧力 P の間には，次式の関係がある。

$$P = \frac{n}{V} RT \tag{5.1}$$

ここで，R は**気体定数**（gas constant）で，その値は $8.3 \mathrm{J \cdot K^{-1} \cdot mol^{-1}}$ である。

　気体の圧力は，分子運動により発生している。分子運動が停止し，圧力が 0 になるときを**絶対零度**（absolute zero）0 K と定義している。

　温度は，水の**三重点**（triple point）を基準にして定義されている。水の三重

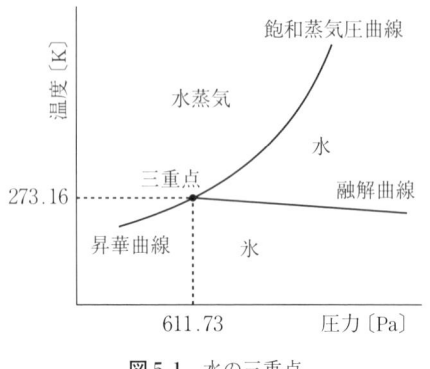

図5.1 水の三重点

点とは，水蒸気・水・氷が共存する273.16 K，611.73 Paの点である（**図5.1**）。

温度目盛りの基準には，三重点以外に，安定した温度として，物質の融点または**凝固点**（freezing point），沸点が採用されている。標準気圧101 325 Paにおける凝固点として，すず505.078 K，金1 337.33 Kなどが定められている[22]。

物質が固相，液相，気相の間で相変化する場合には，体積の変化を伴う。体積の変化は，圧力の影響を受ける。「平衡状態にある反応系において，ある変化が起こると変化を和らげる方向に平衡が移動すること」を**ルシャトリエの原理**（Le Chatelier's principle）と呼ぶ。

液体から気体に変化するときには，体積が増加する。このため，低圧の下では沸点が下降し，高圧の下では沸点が上昇する。

固体から液体に変化するときにも，体積が増加する。このため，高圧の下では融点が上昇する。ただし，水の場合は例外的に，固体から液体に変化するときに体積が減少する（5.1.4項参照）。このため，高圧の下では氷の融点が下降する。

希薄な溶液では，不揮発性の溶質のモル濃度の増加に比例して，沸点が上昇し，凝固点が下降する。**沸点上昇**や**凝固点降下**を利用すれば，溶液の濃度を計測できる。濃度から浸透圧を算出できるので，**浸透圧**（osmotic pressure）の計測に利用される（5.3.2項参照）。

5.1.2 水素イオン濃度指数

水溶液中の生体高分子の立体構造は，周囲の水素イオン濃度によって変化する。水素イオン濃度は，**水素イオン濃度指数**（power of hydrogen）pHで比較される。

希薄溶液中では

$$\mathrm{pH} = -\log_{10}[\mathrm{H}^+] \tag{5.2}$$

となる。$[\mathrm{H}^+]$ は，水素イオン濃度〔$\mathrm{mol\cdot dm^{-3}}$〕である（ただし $\mathrm{dm}=0.1\,\mathrm{m}$ で $\mathrm{dm}^3=0.001\,\mathrm{m}^3$）。中性では，pH=7である。

生体高分子の立体構造は，生体内での化学反応に影響するので，pHの制御は重要である。生体内では，大気中よりも二酸化炭素濃度が高く，水溶液中のpHがアルカリ性に偏っている。血液中のpHは，7.40付近に制御されている。炭酸を通じて，二酸化炭素と水素イオンの出入りの化学平衡を形成している。

$$\mathrm{H}^+ + \mathrm{HCO_3}^- \Leftrightarrow \mathrm{H_2CO_3} \Leftrightarrow \mathrm{H_2O} + \mathrm{CO_2} \tag{5.3}$$

5.1.3　熱

熱は，温度が高いほうから低いほうへ移動する。単位には，J（ジュール）を用いる。熱の移動は，接触を介しての**伝導**（conduction），流体の流れを介しての**対流**（convection），電磁波を介しての**放射**（radiation）に区分される。

熱の移動がない状態を**熱平衡**と呼ぶ。物体の温度を1K上昇させるのに必要な熱量を**熱容量**（specific heat capacity）と呼ぶ。単位は $\mathrm{J\cdot K^{-1}}$ である。

ある物質1 kgの温度を1 K上昇させるのに必要な熱量を，**比熱容量**（specific heat capacity）と呼ぶ。単位は，$\mathrm{J\cdot kg^{-1}\cdot K^{-1}}$ である。圧力一定の下で，ある物質1 kgの温度を1 K上昇させるのに必要な熱量を**定圧比熱**と呼ぶ。体積一定の下で，ある物質1 kgの温度を1 K上昇させるのに必要な熱量を**定積比熱**と呼ぶ。

発熱・吸熱に伴うエネルギー状態の変化を表す量として，**エンタルピー**（enthalpy）H が用いられる。単位はJである。

$$H = U + PV \tag{5.4}$$

ここで、U は内部エネルギー、P は圧力、V は体積である。外部に熱を出したり（発熱）、外部へ仕事をしたりするとエンタルピーが下がる。逆に、外部から熱を受け取ったり（吸熱）、外部より仕事を受けたりするとエンタルピーが上がる。

あるシステムが熱源から受け取った熱量 δQ〔J〕を、そのシステムの温度 T〔K〕で除した商 dS を考え、「dS だけ**エントロピー**（entropy）〔J・K^{-1}〕が増加した」と表現する。

$$dS = \frac{\delta Q}{T} \tag{5.5}$$

エントロピーは、乱雑さの指標となる。**不可逆過程**（irreversible process）では、エントロピーは増大する。原子や分子の熱振動は、放っておくと無規則・**無秩序**（random）なものになる。生命活動では、規則性の下に統制されて各機能が実現されている。**エントロピー増大の法則**に逆らって、**ホメオスタシス**（homeostasis）を維持している。

熱の移動を妨げる働きをするのが断熱材である。気体は、分子密度が低く、熱伝達性が低いので、断熱材に利用される。繊維で気体の対流を妨げたり、気体を小泡化して固体に閉じ込めたりした断熱材が広く利用されている（**図 5.2**）。

気体においては、断熱状態で圧力を加えて圧縮（**断熱圧縮**（adiabatic compression））すると、外部から仕事を受けたことになり、内部エネルギーが

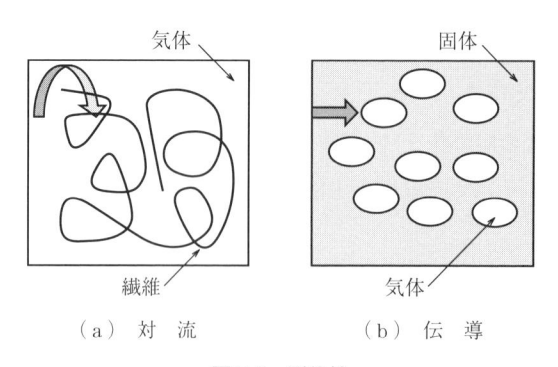

（a）対 流　　　　　（b）伝 導

図 5.2　断熱材

5.1 物質の状態

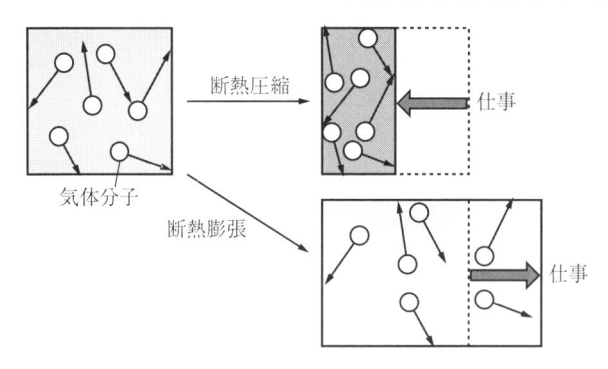

図 5.3 断熱変化

増加し，温度が上昇する．逆に，断熱状態で外部への圧力によって膨張（**断熱膨張**（adiabatic expansion））すると，外部へ仕事をしたことになり，内部エネルギーが減少し，温度が下降する（**図 5.3**）．

温度を計測する際には，気体の圧力（蒸気圧など），液体の体積（水銀など），固体の変形（バイメタルなど），電気抵抗（白金抵抗体，サーミスタなど），熱起電力（熱電対など），赤外線放射，粘性係数，弾性波伝播速度など，温度とともに変化する物理量が利用される．

温度計測素子が被計測物と同じ温度になる形式の場合には，伝熱現象に注意が必要である．単位面積，単位時間，単位温度差当りの伝熱量を**熱伝達率**（heat transfer coefficient）H_c と呼ぶ．単位は，$J \cdot m^{-2} \cdot s^{-1} \cdot K^{-1}$ または $W \cdot m^{-2} \cdot K^{-1}$ である．伝熱量 Q〔J〕は，面積 A〔m^2〕，時間 t〔s〕，温度差 ΔT〔K〕に比例する．

$$Q = H_c A t \Delta T \tag{5.6}$$

温度素子の熱容量が大きかったり，温度素子への熱伝達率が小さかったりすると，計測に時間がかかる．また，被計測物の温度変化にも注意が必要である．

単位時間に単位面積を通過する熱エネルギー〔$J \cdot s^{-1} \cdot m^{-2}$〕を温度勾配〔$K \cdot m^{-1}$〕で除した値を**熱伝導率**（thermal conductivity）と呼ぶ．単位は，$J \cdot s^{-1} \cdot m^{-1} \cdot K^{-1}$ または $W \cdot m^{-1} \cdot K^{-1}$ である．固体金属では熱伝導率が高く，固体よりも液体，液体よりも気体のほうが熱伝導率が低い．

ヒトの体温は，310 K 付近に維持されている。温度変化に伴って，生体高分子の立体構造が変化し，その機能が変化する。生命活動を維持する上で，温度制御が重要な役割を果たす。例えば，リン酸結合などの化学結合の変化を通じて，発熱・吸熱が生じる。皮膚や脂肪層による断熱効果や，血流による伝熱効果によって，体温の恒常性が図られている。

水から水蒸気へと相転移する際に，熱を吸収する。水の**気化熱**（heat of vaporization）は $40.8\ \mathrm{kJ \cdot mol^{-1}}$ である。水は他の物質と比べて気化熱が大きい。このことは，水分子の間の水素結合に起因している。生体においては，発汗における気化によって，皮膚から外部へ熱を逃がしている。

また，氷から水へと相転移する際にも，熱を吸収する。氷の**融解熱**（heat of fusion）は $6.01\ \mathrm{kJ \cdot mol^{-1}}$ である。逆に，水から氷へと相転移する際には発熱する。気化熱と融解熱を総称して**潜熱**（latent heat）と呼ぶ。

恒温動物においても，冬眠中に体温が低下する動物がいる[12]。**低体温**（hypothermia）療法では，体温を下げることによって代謝を抑える。**人工心肺**（heart-lung machine）では，**熱交換器**（heat exchanger）を用いて，心臓手術中に血液温度を下げる（**図5.4**）。

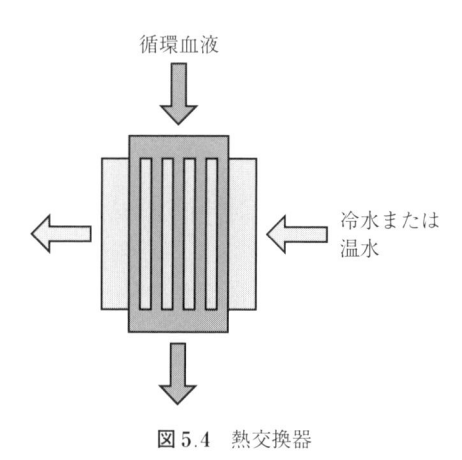

図5.4　熱交換器

変動磁場は変動電流を生じる。抵抗は電流によって発熱する。生体組織に電流が流れる場合にも発熱する。細胞は高温で破壊される。逆に**高体温**（hyperthermia）を治療に応用する場合がある。温度をわずかに上昇させることによって癌細胞を選択的に死滅させる試みがその例である。局所電流による発熱が利用される。

生体に対する磁場の影響が調べられている[32)〜34)]。磁場に誘導される局所電流に伴う温度上昇の効果と，磁場そのものの効果を区別する必要がある。磁場による場合と同じ温度上昇（図 5.5）をヒータで与えれば比較できる。逆に，周囲の磁場を磁性材料金属シートで遮蔽して細胞を培養することによって，磁場の影響を調べられる（図 5.6（b））。

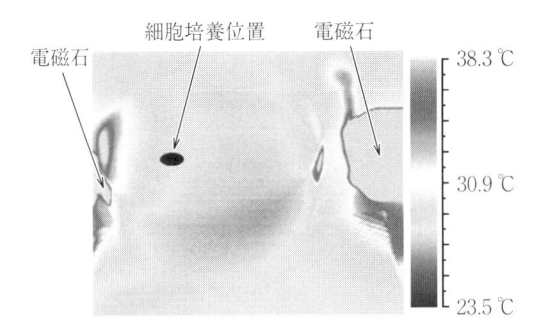

図 5.5　温度分布計測（サーモグラフィー）[32)]

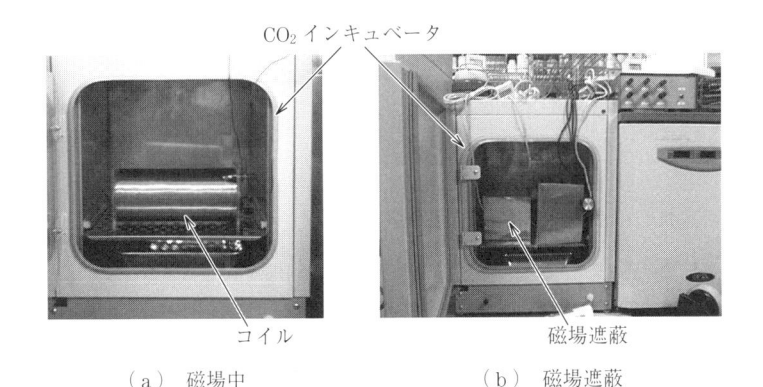

（a）磁場中　　　　　　　　（b）磁場遮蔽

図 5.6　磁場中での細胞培養

サーモグラフィー（thermography）は，表面温度分布を調べるのに使用される[32]。絶対温度の4乗に比例して物質から放射される赤外線量を利用している。電気パルスも生体に対してさまざまな影響を与える[35]（7.2.1 項参照）。

5.1.4 相　変　態

物質は温度の下降とともに，気体から液体へ，液体から固体へと変化する。多くの物質では，この変化に伴って密度が増加する。他方，水では，液体から固体へと変化すると，密度が減少する（体積が増加する）。水を入れた容器を冷却して凍らせると，容器が破裂する。容器の容積が減少するのに対して，水の体積が増加するためである。

生体を構成する細胞内には，多量の水が含まれている。細胞を急冷して凍らせると膜が破断する（図 5.7）。膜の破断を抑制するためには，膜を通じて水を出入りさせる必要がある。赤血球の凍結保存においては，水の凍結に伴う膜の破断を抑制する技術が必要となる。冷却速度の調節や，水を他の溶媒と交換するなどの方法が考案されている。

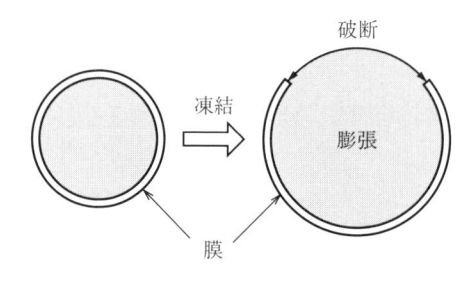

図 5.7 凍結に伴う膜破断

原子が規則的に配列した状態を**結晶**（crystal）と呼ぶ。固体の中には，配列が発達していないものがあり，**非晶質**（amorphous）状態と呼ばれる。合成樹脂や天然ゴムを加熱すると，ある温度以上で急速に流動性が増す。この温度を**ガラス転移点**（glass transition temperature）と呼ぶ。ガラス転移点より低温の非晶質状態をガラス状態という。ガラス転移点より高温では，液体またはゴ

ム状態となる。

　高分子の集合体では，各分子の立体構造が温度によって変化し，分子の配列状態も温度によって変化する。液体のような流動性を持ちながら，結晶のような規則性を有する状態を**液晶**（liquid crystal）と呼ぶ。液晶は光学的な異方性を示す。生体高分子も，生体膜における脂質二重層（**図**5.8）などの規則構造を形成する。

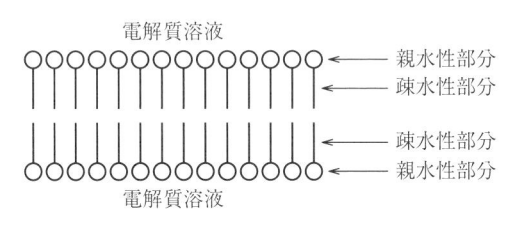

```
              電解質溶液
    ○○○○○○○○○○○  ← 親水性部分
    ||||||||||||  ← 疎水性部分
    ||||||||||||  ← 疎水性部分
    ○○○○○○○○○○○  ← 親水性部分
              電解質溶液
```

図5.8　脂質二重層

5.2　エネルギー変換

5.2.1　エネルギーの形態

　機械は動作する。動きから動きへと伝える以外に，力学場・熱・電気などから動きへと変換する場合もある。エネルギーという共通の物理量を用いて相互間の変換を考えることができる。**運動エネルギー**（kinetic energy），**位置エネルギー**（potential energy），**熱エネルギー**（thermal energy），**電気エネルギー**（electrical energy）などである。変換に際して保存される量（**エネルギー保存の法則**）としてエネルギーを共通の単位 J（ジュール）で定量化する。

　皮膚どうしの間で摩擦すると，皮膚表面の温度が上昇する。この場合，運動エネルギーが摩擦を通じて熱エネルギーに変換されたと考える。重力場における落下運動では，落下に伴って速度が増加していく。この場合，位置エネルギーが運動エネルギーに変換されたと考える。電動機（電気モータ）は，電気エネルギーを運動エネルギーに変換する。

　重力場では，高いところから低いところへ物体が落下する。高いところで

は，位置エネルギーが大きいと考える。水頭症の治療において用いられるシャントでは，個体の姿勢の変化によって，シャントで連絡された2地点の間に落差が生じる。4.1.1項で学んだように，落差によってシャント流量が変化する[20]。

温度変化を利用して，流量を測定する方法が工夫されている。肺動脈**カテーテル**（catheter）と呼ばれる管を，右心房経由で肺動脈へ挿入し，固定する。右心房において熱線で血流を加温し，下流の肺動脈で血流の温度を計測する。熱線で加えたエネルギー量と血液が受け取ったエネルギー量が等しいことを利用して，血流量を算出する（問5.2参照）。熱線の代わりに，右心房に冷却した生理食塩水を所定の体積だけ注入する方法もある（**図5.9**）。

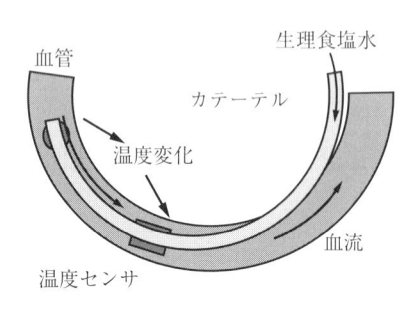

図5.9 カテーテルを利用した流量計測

5.2.2 変換効率

エネルギー変換において，目的のエネルギーへ変換される割合を**効率**（efficiency）と呼ぶ。例えば，筋を動かすと熱くなる。筋において，化学エネルギーから運動エネルギーへ100%変換されるわけではない。残りは熱エネルギーとなって，周囲の温度を上昇させる。

摩擦を通じて，仕事は熱に変換される。他方，熱を仕事に変換するためには，**熱機関**（heat engine）が必要である。高温熱源から低温熱源へのエネルギーの流れを利用した熱機関モデルとして，**カルノーサイクル**（Carnot cycle）がある。カルノーサイクルでは，断熱圧縮過程（図5.3参照）・等温吸熱膨張

過程・断熱膨張過程・等温放熱圧縮過程のサイクルを繰り返す。熱から仕事への変換効率を100%にすることはできない。

生体内に人工臓器などの機械を埋め込む場合には，効率が低いと余分な熱を発生する。例えば，埋め込み型人工心臓におけるエネルギー変換効率が悪いと，熱の発生が大きくなり，放熱が必要となる。血流や呼気を通じて放熱できなければ，周囲組織の温度が上昇してしまう。

体外から体内へエネルギーを伝送する場合にも，効率が低いと余分な熱を発生する。皮下に埋め込んだ電池を体外から充電するとき，効率が悪いと皮膚などの周囲組織の温度が上昇する。

左心室では，左心房の圧力から大動脈の圧力まで，心拍出流量を吐出する仕事をしている。このポンピングの仕事率は，成人安静時で1Wに相当する。電気モータで駆動する血液ポンプを考えよう。電気エネルギーから機械エネルギー（ポンピング）への変換効率を25%とすると，4Wの電気エネルギーが必要になる。これは，例えば，電圧4Vと電流1Aの積に相当する。

5.3 物質輸送

5.3.1 膜と物質透過

生体では，圧力勾配・濃度勾配・温度勾配・電圧勾配・流れなどによって物質が輸送されている。その結果，均一な状態へと向かうことになる。

エントロピー増大の法則（5.1.3項参照）で学んだように，自然界の状態は，秩序から無秩序の方向へ向かう。「無秩序な状態へ向かうこと」に対抗する方法を考えよう。例えば，空間を壁で仕切れば，物質の移動を制限できる。生体内では，血管壁・組織膜・細胞膜などの仕切りによって，物質の移動を制限している。

肺（lung）では，酸素を血液中に取り込み，二酸化炭素を血液中から排出する。肺胞（alveolus）の膜を通じて空気と血液の間でガス交換が行われる。一般に次式のように，ガスの透過流量Qは，ガス分圧差ΔP，膜面積Sに比例

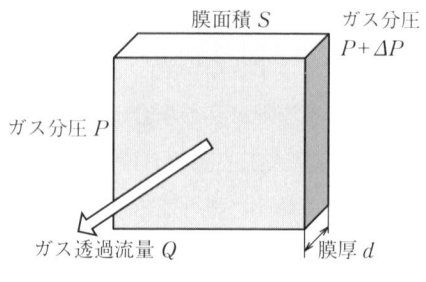

図5.10 膜を通じての物質移動

し，膜厚 d に反比例する（図 5.10）。

$$Q \propto S \frac{\Delta P}{d} \tag{5.7}$$

空気中では窒素が80%，酸素が20%を占めている。気道内では水蒸気が飽和している。その分圧は，37℃で6.2 kPaである。また，気道内では，二酸化炭素が5%程度含まれている。膜厚は，毛細血管の血管壁厚さに相当し，1 μm 程度である。肺胞の平均直径と数から，成人の肺膜面積の合計は $100\,\mathrm{m}^2$ と推定されている。

他方，心臓手術中に用いられる人工心肺の**膜型人工肺**における膜面積は 1 m^2 程度である。膜厚は，シリコン中空糸の場合は約 200 μm，ポリプロピレン中空糸の場合は約 25 μm である。成人の肺に比べて，膜面積が小さく，膜が厚い。

膜付近のガス分圧は，膜付近の流体の流れに依存する。流れの攪拌によって，膜付近の**境界層**（4.2.3項参照）におけるガスの滞留を防ぐことができる。血流を拍動流にしたり，膜を振動させたりすることは，攪拌効果を生む（図5.11）。乱流も非定常流として攪拌効果を発揮する。

例えば，拍動流や膜の振動などを利用した流体の攪拌が，人工肺におけるガス交換能率を向上させる。シリコンチューブを束ねたガス交換器において，シリコンチューブ内の血液流れを拍動流にする，ガス側の流れを拍動流にする，膜に周期的な圧力を加えて振動させるなどの方法がある。逆流防止弁を備えれば，ポンピングも可能となり，ポンプとガス交換器を一体化することができる

5.3 物　質　輸　送　　97

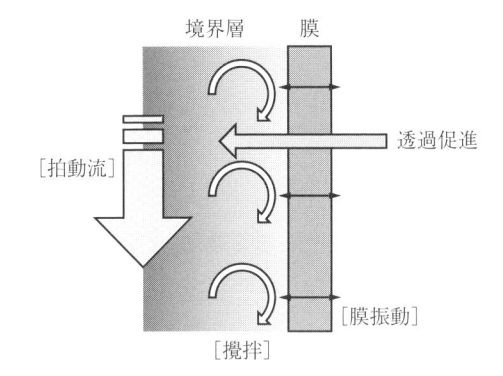

図 5.11　透過促進

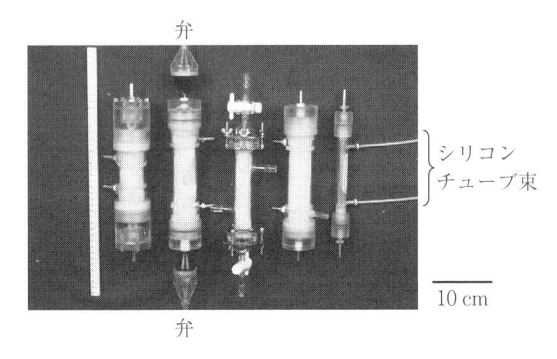

図 5.12　振動膜型人工肺[36]

（図 5.12）。

　他方，生体の肺は，総膜面積が大きく，ガス透過装置として余裕がある。非拍動流でも，十分にガス交換機能を発揮する[37]。

5.3.2　浸　透　圧

　毛細血管壁では，圧力差と浸透圧差が物質透過の駆動力となっている。ある特定の溶質を通さない膜で溶液を仕切るとき，その溶質の濃度が膜の両側で平衡する方向へ溶媒が移動する。この溶媒が移動する駆動力を圧力で表したのが**浸透圧**（osmotic pressure）P であり，次式で表される。

$$P = \frac{n}{V}RT \tag{5.8}$$

ここで，n/V〔$\mathrm{mol \cdot m^{-3}}$〕は溶液のモル濃度，$R$ は気体定数（式 (5.1) 参照），T〔K〕は温度である。

浸透圧が高い溶液を**高張液**（hypertonic solution），たがいに等しい溶液を**等張液**（isotonic solution），低い溶液を**低張液**（hypotonic solution）と呼ぶ。

浸透圧の単位には，圧力と同じ〔Pa〕を用いる。血液の液体成分（血漿）は，一定濃度のイオン（Na^+，Ca^{2+}，K^+，Cl^- など）を含む。イオン濃度をそろえることによって，等張液が得られる。血漿の等張液（310 K において 7.7 ×10^5 Pa）として，質量濃度 0.9 ％の NaCl 水溶液が用いられる。この溶液を**生理食塩水**（saline solution）と呼ぶ。

生体内での物質の移動において，分子間の吸着力が有効に働く。高分子は，分子数が少なく（浸透圧は小さく見積もられる）ても，溶媒の移動に大きな役割を果たす場合がある。血漿中の糖質などの高分子は，水を吸い寄せる働きがある。これを**膠質浸透圧**（oncotic pressure, colloid osmotic pressure）と呼ぶ。例えば，人工心臓装着時の輸液においては，低分子による浸透圧だけでなく，膠質浸透圧を調節することが重要である[38]。

赤血球では，膜を通じて内外で溶媒の出入りが起こる。高張液中では，水が外に出て**鋸歯状赤血球**（crenated cell）となる。逆に，低張液では，水が内に入って**膨潤赤血球**（swollen cell）となる（**図 5.13**）。

赤血球が膨潤して膜破断による溶血を起こすことを利用したのが，**赤血球浸透圧抵抗試験**（erythrocyte osmotic fragility test）である。赤血球が溶血を起こす時の浸透圧（溶血開始や全溶血到達）を計測する（**図 5.14**）。計測値は，個体差・時間による変動を反映する。人工心臓における溶血の比較において，溶血の原因を区別する際に役立つ[39]。

腎臓（kidney）では，血液中の不要な成分を排出する。**血液透析**（hemodialysis）では，透析膜を通じて血液中から透析液へ物質を移動させる。

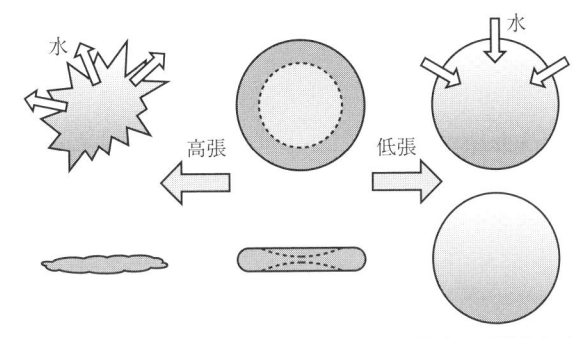

(a) 鋸歯状赤血球　(b) 両凹円盤　(c) 膨潤赤血球

図 5.13 浸透圧による赤血球の形態変化

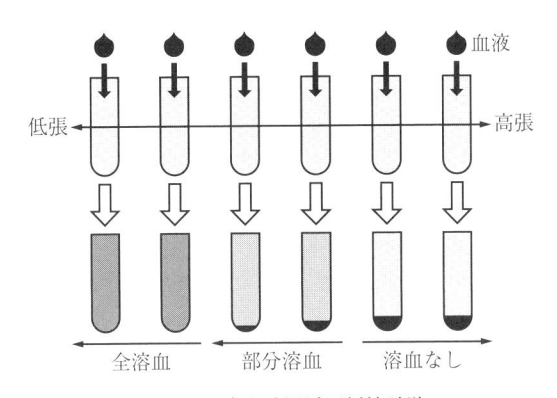

図 5.14 赤血球浸透圧抵抗試験

肺における二酸化炭素の排出，腎臓における水素イオンの排出は，血液中のpHの維持につながっている（式 (5.3) 参照）。

生体膜の両側の各種イオンの濃度の差は，**膜電位**（membrane potential）の源となっている（**図 5.15**）。生体膜において，カリウムを選択的に通す部分は，細胞外へ向かう起電力に相当する。ナトリウムを選択的に通す部分が働くと，逆の起電力が生じて，膜内外の電位が変化する。神経細胞では，膜電位の変動によって，信号を伝達している[24]。他方，電気パルスは，電解質ゲル内での物質移動を促進する[19]。

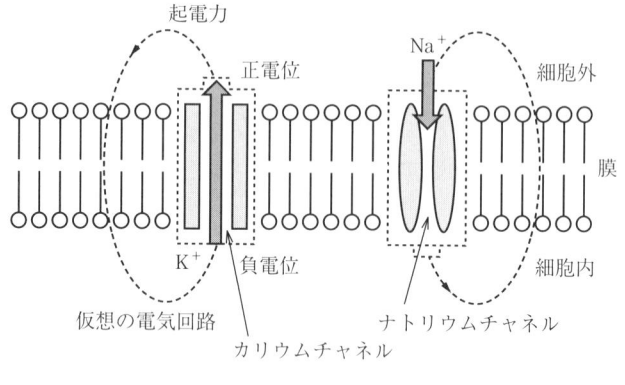

図5.15 膜電位

章 末 問 題

問 5.1 水 $10\,\mathrm{cm}^3$ の気化熱はいくらか。

問 5.2 $0.1\,\mathrm{A}$ の電流が流れている $1\,\mathrm{k\Omega}$ の電気抵抗を通じて，毎秒 $10\,\mathrm{mL}$ で流れている水を温めるときの下流での水の温度上昇を算出せよ。ただし，水の比熱を $4.2\times10^3\,\mathrm{J\cdot kg^{-1}\cdot K^{-1}}$，水の密度を $1\times10^3\,\mathrm{kg\cdot m^{-3}}$ とし，すべての電気エネルギーが水の温度上昇に変換されるものとする。

問 5.3 心拍出流量を $1.0\times10^{-4}\,\mathrm{m^3\cdot s^{-1}}$，肺動脈圧と右心房圧の差を $2\times10^3\,\mathrm{Pa}$ として，右心室に代わって血液を送るポンプを電気モータで動作させるときの仕事率を求めよ。ただし，電気エネルギーから血液を送る仕事へのエネルギー変換効率を $25\,\%$ とする。

問 5.4 問 5.3 の場合に，残りのエネルギーが熱に変換されるとき，周囲の水 $1\times10^{-4}\,\mathrm{m^3}$ の温度の上昇速度を求めよ。ただし，水の比熱を $4.2\times10^3\,\mathrm{J\cdot kg^{-1}\cdot K^{-1}}$，水の密度を $1\times10^3\,\mathrm{kg\cdot m^{-3}}$ とする。

問 5.5 半透膜を通じて溶媒を透過させる場合，膜面積が 4 倍，膜厚が 2 倍，浸透圧差が 2 倍になると，物質透過量は何倍になるか。

問 5.6 血漿を陽イオン $1.5\times10^2\,\mathrm{mol\cdot m^{-3}}$ と陰イオン $1.5\times10^2\,\mathrm{mol\cdot m^{-3}}$ を含む水溶液として，温度 $310\,\mathrm{K}$ における血漿の浸透圧を算出せよ。

6 章
運　動

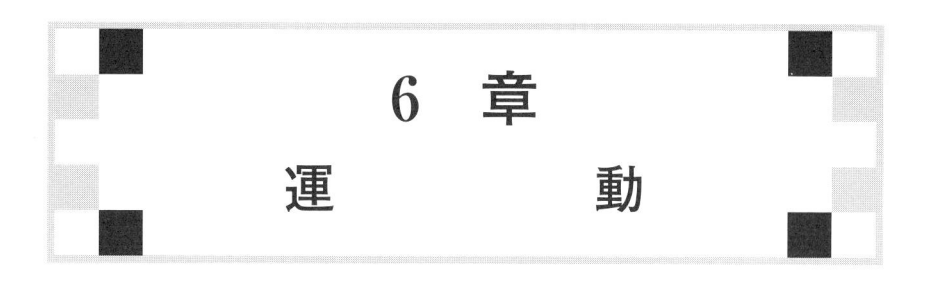

　生体では，筋・骨格系に代表されるように，各要素が関連し合って，全体の運動を実現している．本章では，各要素間での相互作用，潤滑・摩耗の基礎，界面に関する工学的基礎を学ぶ．

6.1　力のつり合いと運動制御

6.1.1　力のつり合い

　物体が変形したり，運動状態が変化したりするときには，「力」が加わっていると考える．力が加わっていないときには，物体は，形状を維持し続ける，静止し続ける，等速直線運動を続ける，のいずれかである．

　立位において，**股関節**（hip joint）は体重を支えている．股関節は，球（大腿骨頭）と臼（寛骨臼）の組み合わせである（**図 6.1**）．両脚で立っているときには，おのおの体重の半分ずつ，片脚で立っているときには，片方で体重全体を支えている．

　実際の股関節面には，体重を超える力がかかる．運動時の速度を減速するのに必要な力が加わる．衝撃力として，短時間にかなり大きな力が加わることもある．

　関節面における動きを制御するために，筋が力を発生している．体重による重力の作用線と股関節支持力の作用線は，一致しているとは限らない．作用線間のずれがある場合，関節まわりの**力のモーメント**（moment of force）の平衡を考えると，支点としての関節面には体重を超える力が加わることがわかる

6. 運動

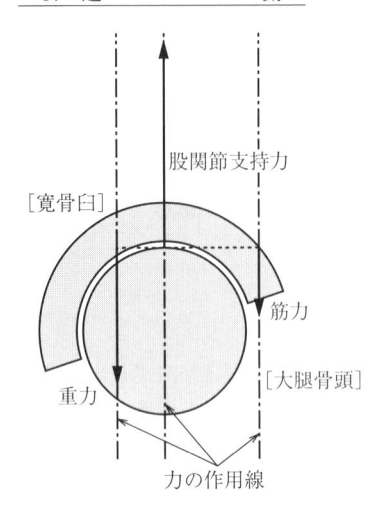

図 6.1 股関節まわりの力

（問 6.1，図 6.1）。

支点からの距離が大きいところで作用する力は，大きなモーメントを発生する。これを，**てこの原理**（principle of leverage）と呼ぶ。支点からの距離に反比例して力を増減できる。また，支点からの距離に比例して作動距離（速度）を増減できる（**図 6.2**）。

円運動においては，速さが一定でも運動方向が変化している。この場合，円弧の中心方向への力が働いていると考える。この力を**向心力**（centripetal

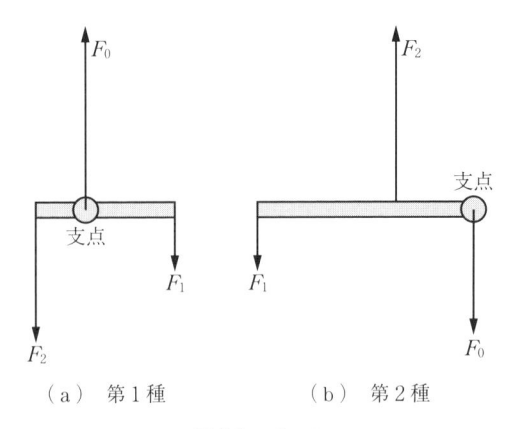

（a）第1種　　（b）第2種

図 6.2 て こ

(a) 円運動　　　　　　　　　(b) 遠心分離

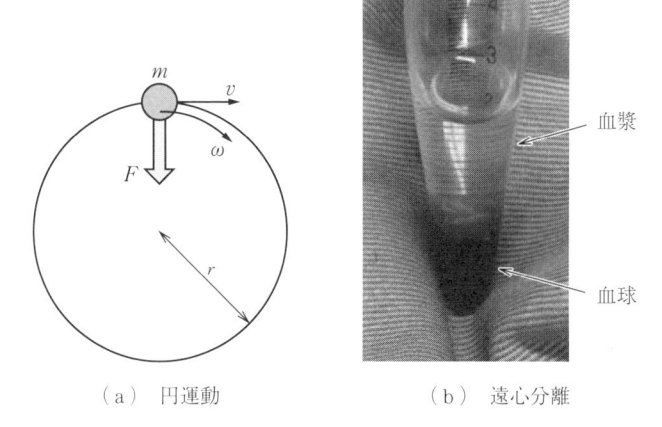

図 6.3　円運動と遠心分離

force) F と呼び，次式で与えられる（**図 6.3（a）**）。

$$F = \frac{mv^2}{r} = mr\omega^2 \tag{6.1}$$

ここで，m 〔kg〕は質量，v 〔m·s^{-1}〕は速度，r 〔m〕は半径，ω 〔rad·s^{-1}〕は角速度である。

　回転運動による遠心力を応用した機器として，**遠心分離機**（centrifuge）がある。遠心分離機は，生理液体中の溶質の分離や，血液中の血球と血漿の分離（図 6.3（b）），液体中に浮遊する細胞の分離などに用いられる。適切な密度の非水溶性溶液を介在させることによって，赤血球を内部の高分子密度に従って区分することができる。

　密度の高い赤血球は，変形能が低い[26]。赤血球は，せん断流れ場中で，両凹円盤形から楕円体に変形する。変形の程度を次式で数値化できる。

$$y = \frac{a-b}{a+b} \tag{6.2}$$

ここで，a は楕円体の長軸，b は楕円体の短軸の長さである（**図 6.4**）。y は**変形率**で，球（$a=b$）では 0 となり，楕円体の変形が進むほど（$a \gg b$）1 に近づく。赤血球のせん断場における変形率を**逆回転レオスコープ**（4.2.4 項参照）

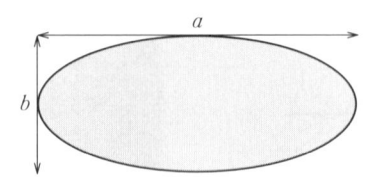

図 6.4　変形率

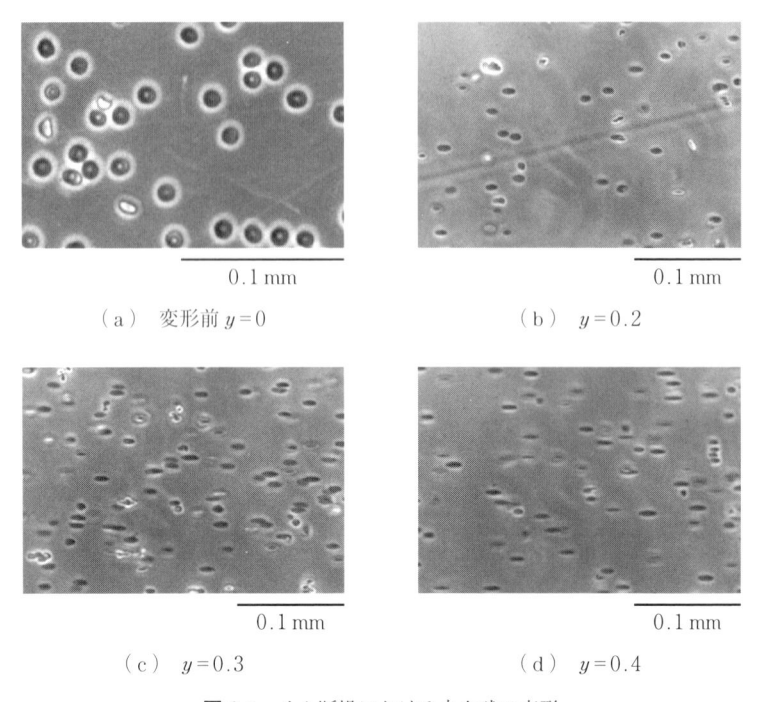

（a）変形前 $y=0$

（b）$y=0.2$

（c）$y=0.3$

（d）$y=0.4$

図 6.5　せん断場における赤血球の変形

で計測できる（**図 6.5**）。

変形能の評価指標として最大変形率 y_0 や特性応力 τ_0 を導入すると，せん断流中での赤血球の楕円体への変形特性を次式で近似できる（**図 6.6**，式 (6.4) 参照）。

$$y = y_0 \left\{ 1 - \exp\left(-\frac{\tau}{\tau_0} \right) \right\} \tag{6.3}$$

ここで，τ は応力で，τ_0 は y が y_0 の 63 % に到達するときの応力である。

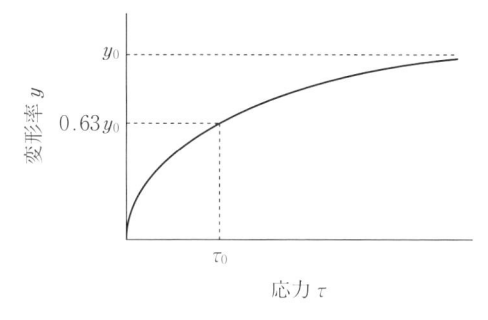

図 6.6 赤血球の変形能

　密度の大きい赤血球は，最大変形率 y_0 が小さく，特性応力 τ_0 が大きい。すなわち，大きく変形できず，応力変化に対して敏感に変形できない。赤血球は，骨髄で産生されてから，循環しているうちに変形能が低下すると考えられている。

　遠心作用を，**過重力**環境を実現する場として応用できる。培養筋細胞に過重力を加えると，一部の細胞が破壊されて細胞が間引かれるが，その後の筋管（**図 6.7**）の形成が促進される[40]。

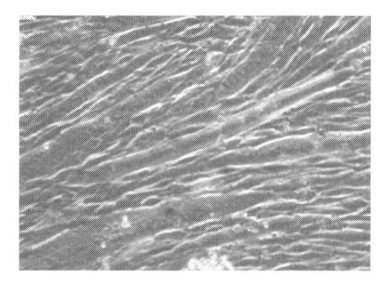

0.05 mm

図 6.7 筋細胞の培養による筋管の形成

6.1.2 運動の記述

　3次元空間中の物体の運動は，並進運動と自らの回転運動で表される。独立に選べる変数の数を**運動自由度**（degree of freedom）と呼ぶ。3次元空間では，「x，y，z の3方向の並進運動と，x，y，z の軸まわりの回転運動」が許されていると，6自由度となる（**図 6.8**）。

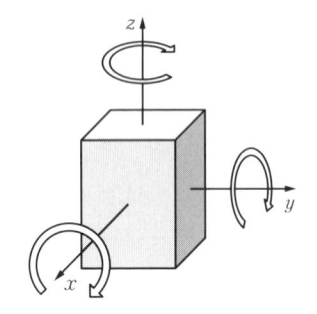

図 6.8 運動自由度
（並進・回転）

x-y 平面上の運動では，「x, y 方向の並進運動と，z 軸まわりの回転運動」の合計 3 自由度となる。すなわち，物体の運動が拘束されていると，運動自由度が減る。複数の物体で構成される系における運動は，各物体の運動の集合で表される。

生体の関節の動きは複雑で，運動の記述に工夫が必要である。立位のヒトにおいて，前額面（左右方向の鉛直面），矢状面（前後方向の鉛直面），水平面を定める。中枢部（体幹）を基準として，屈曲・伸展，内旋・外旋，内転・外転，内反・外反などの運動方向を定めて記述する（**図 6.9**）。また，関節面は単純な球面ではないので，面の曲率に対する回転中心は，1 点に固定されては

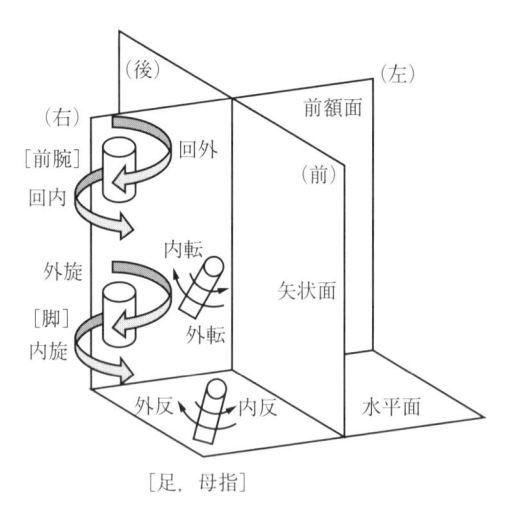

図 6.9 運動方向

いない[3]。

　空間内での動きの表現には，位置と方向の基準が必要になる。位置の基準として座標が用いられる。生体の運動では，座標の設定手続きにも工夫が必要である。

　セラミックス製の人工股関節の耐久試験において，回転中心がわずかでもずれていると，摩擦面での片当たりを生じて**脆性**（brittleness）破壊に至る。他方，生体に埋め込んだ場合には，摩擦面に沿って作動すると考えられる。生体外での試験方法においては，回転中心合わせに関して，工夫する必要がある（3.1.2項参照）。例えば，「動きの中で作動位置を探る」余裕のある固定方法を考える。

　変位に対して復元力が働くことによって，元の位置へ戻る運動を繰り返すと，振動が生じる。振動している系の**固有振動数**（natural frequency）は，質量および復元力に依存する。質量が大きいと固有振動数は低く，復元力が大きいと固有振動数は高い。このことを利用すれば，物体の固有振動数の変化から，物体に吸着した物質を検出できる[41]。

□□□　6.2　潤　滑　・　摩　耗　□□□

6.2.1　機械要素とシステム

　機械は複数の**要素**（element）から構成される。要素間では，固定や相対運動を通じて力が伝達される。要素を，締結要素，伝達要素，液体伝達要素，密封要素，案内要素，運動変換要素，緩衝要素などに分類することができる。

　締結要素には，ねじ，ボルト・ナット・座金，リベット，キー，ピンなどが含まれる。伝達要素には，歯車，チェーン，ベルト・滑車などが含まれる。液体伝達要素には，管継手，弁，などが含まれる。密封要素には，シール，Oリングなどが含まれる。案内要素には，軸，軸受などが含まれる。運動変換要素には，カム，リンク機構，ぜんまいばねなどが含まれる。緩衝要素には，ばね，ダンパなどが含まれる。

108 　6. 運　　　　動

　カムは，回転軸に取り付けられた円盤状の要素である。回転角度に応じた「回転軸から曲面までの距離」の変動によって，回転運動を直線往復運動へ変換する。

　ピストン・ベローズ型人工心臓においては，**円筒カム**（図 6.10）の偏心距離によってピストンの往復距離を変えられる。カムの形状を変えたり，ピストンの往復運動の一部を取り出したりする工夫によって，ピストンの往復距離は一定のままでピストン運動波形を変えられる（図 6.11）。

　ピストンの往復運動に従って，心室容積が周期的に変化する。すなわち，拍出流量波形が変わる[42]。血液循環に脈は必要だろうか。必要ならば，人工心臓

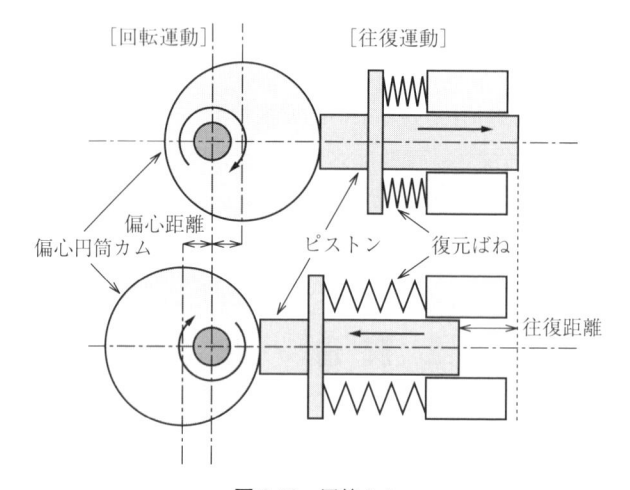

図 6.10　円筒カム

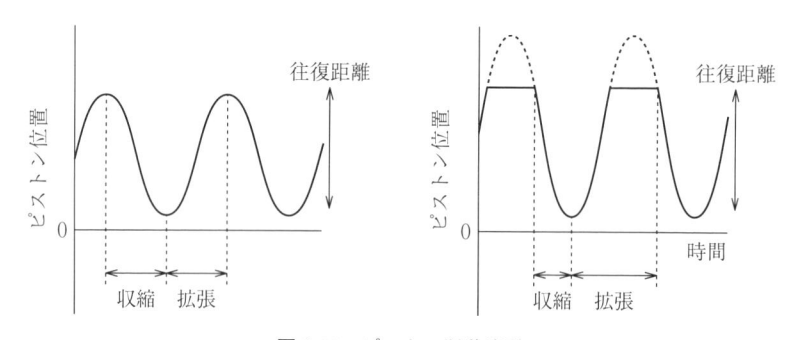

図 6.11　ピストン運動波形

が駆出する血流は，どのような拍動流でなければならないのかを究明する必要がある。

ダンパは，振動を減衰させる（**図6.12**）。振動することなく，最も早く飽和値に近づく場合を**臨界制動**（critical damping）と呼ぶ。飽和までの変位yの変化を次式で表すとき，t_0を**時定数**（time constant）と呼ぶ。

$$y = y_0 \left\{ 1 - \exp\left(-\frac{t}{t_0} \right) \right\} \tag{6.4}$$

ここで，y_0は変位の飽和値，tは時間である。eは自然対数の底で，$e \fallingdotseq 2.72$である。時定数t_0は，飽和値の0.63倍の値に到達するまでの時間に相当する（式(6.3)参照）。

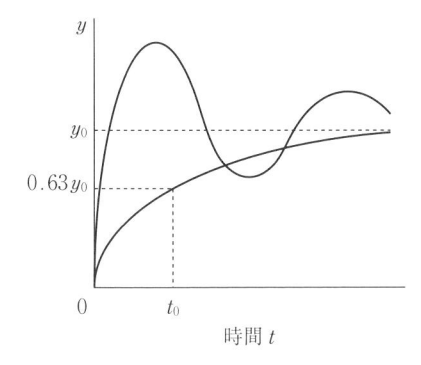

図6.12 振動の減衰

「複数の要素で構成され，要素間の関係があり，全体として所望の動作を実現する」という点で，機械を**システム**（system）として考えることができる。所望の動きを実現するためには，運動状況を把握して，つぎの運動を調整しなければならない。この調整を**制御**（control）と呼ぶ。制御においては，対象をシステムとしてとらえることになる。すなわち，要素間の相互作用，目標値，変化の状況を信号の流れとして把握することになる（**図6.13**）。

生体では，細胞が集まって組織となり，組織が集まって臓器となり，臓器が集まって器官・系となり，器官・系が集まって個体を構成している。上位のレベルを「下位のレベルの複数の要素からなるシステム」とみなすことができる。周囲環境へ適応しながら，恒常性を維持する様子を，システムにおける制

110　6. 運　　　動

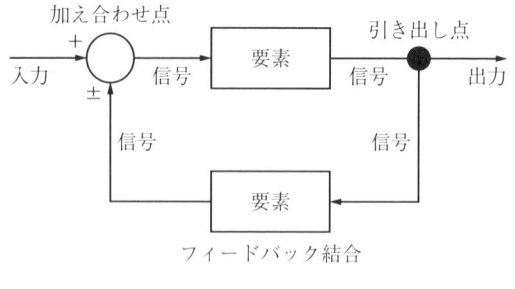

図6.13 システム制御

御と考えることができる。

　例えば，細胞をシステムとしてとらえてみよう。細胞は，核，細胞質，細胞膜などの要素で構成される。各要素間で信号や物質が伝達される。細胞の挙動には，単純な変形・運動以外に，増殖・分化・摂取・排泄などがある。細胞は，周囲組織の変形・運動，周囲流体の流れ，周囲細胞・組織との接触，周囲環境との物質・信号のやりとり，および，内部状態の変化などを受けて，応答する（**図6.14**）。

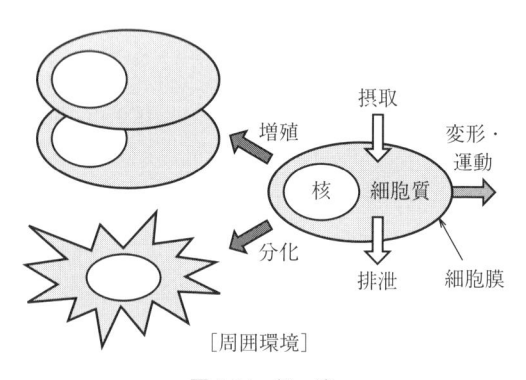

図6.14 細　胞

個体死をシステムとしてとらえる必要がある（**図6.15**）。通常，心停止・呼吸停止・脳機能停止をもって死を判定している。

　ここで注意を要するのは，例えば，「心停止」を心臓という臓器単独で考えるのでは不十分であるということである。「血液循環システム」の機能停止と

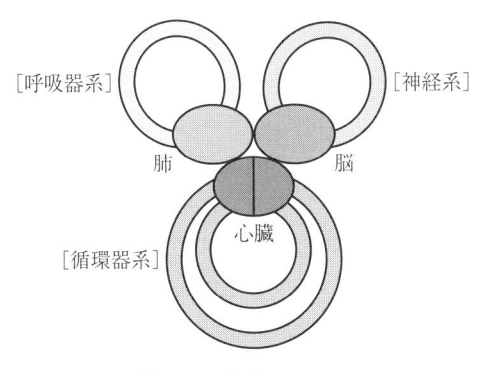

図 6.15　個体システム

してとらえれば，人工心臓の装着によって不死身になるわけではないことを理解できる．心臓が動き続けても，血管がふさがったり，出血が止まらなかったりして，血液循環を維持できなくなれば，生命を維持できない．

同様に，脳や肺という臓器単独ではなく，神経系や呼吸器系のようにシステムとしてとらえて，死の判定法を考察すべきである．

6.2.2　摩 擦 係 数

物体間での接触しながらの相対運動は，「滑り（回旋を含む）」，「転がり」に区分することができる．物体間での相対運動において，界面で接線方向に働く力を**摩擦力**（frictional force）と呼ぶ．物体間では，接触面で働く摩擦力が，固定や相対運動に寄与する．皮膚は摩擦力を利用して，ものをつかむ役割を果たす．

面に対して垂直に働く抗力を**垂直抗力**と呼ぶ．摩擦力 F_s と垂直抗力 F_n の比 μ を**摩擦係数**（coefficient of friction）と呼び，次式のようになる．

$$\mu = \frac{F_s}{F_n} \tag{6.5}$$

物体が静止しているときは静止摩擦，運動しているときは動摩擦と呼ぶ．斜面の傾斜角 θ を増加させたとき，θ がある値 θ_0 を超えると，物体が斜面を滑り出す．θ_0 を**摩擦角**と呼ぶ（**図 6.16**）．$\tan \theta_0 = \mu_0$ を**静止摩擦係数**と呼び，次

112　6. 運　　　動

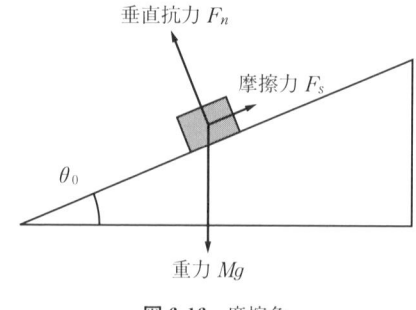

図 6.16　摩擦角

式のようになる。

$$\frac{Mg \sin \theta_0}{Mg \cos \theta_0} = \tan \theta_0 = \mu_0 \tag{6.6}$$

ここで，M は物体の質量，g は重力加速度である。

6.2.3　接　　　触

固体表面には，大小の凹凸（7.1.3 項参照）がある。この凹凸を考慮すると，平面どうしを接触させた場合でも，固体どうしが直接に接触している面積である**真実接触面積**は**見かけの接触面積**に比べてきわめて小さい（**図 6.17**）。

接触面では，固体どうしが力を及ぼし合っている。片方の固体からもう一方の固体に対して押す力が働く場合，その反作用として抵抗する力が働く。重力場において固体の落下を支えている場合，重力に対して垂直抗力（6.2.2 項参

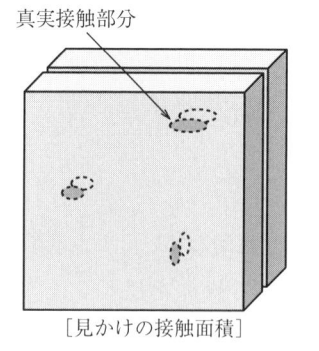

図 6.17　真実接触面積

照）が働いてつり合っている。

　垂直抗力に比例して固体表面が変形して，真実接触面積が増加すると考えよう。真実接触面積と摩擦力が比例する場合には，垂直抗力と摩擦力が比例することになる。このとき，摩擦係数は，垂直抗力にかかわらず一定となる（式(6.5) 参照）。

　界面の状態は，近傍の状態に依存する。気体中の固体表面の状態は，周囲気体の状態（雰囲気）に依存する。表面には気体分子が吸着する。空気中では，窒素や酸素などの分子が吸着する。湿潤空気中では，水分子が吸着する。空気中の固体金属においては，酸化によって表面に酸化膜が形成される（**図6.18**）。

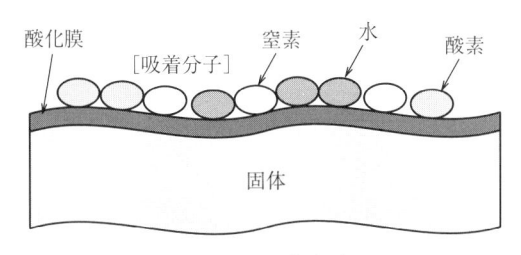

図 6.18　固体表面

　他方，真空中では，吸着気体分子がなくなり，固体金属どうしが直接接触する。真空中で金属どうしを押し付けると，介在する気体分子吸着層がない。全面で金属間での真実接触が実現すれば，見かけの接触面積と真実接触面積が等しくなる。

　また，摩擦によって固体表面付近が高温高圧状態となるとき，気体分子吸着層や金属酸化膜層が破壊されれば，直接に固体金属どうしが接触する。同種金属どうしでは，融合し，相対運動を妨げ，摩擦力が増大する。これに対して，たがいに異種の金属間で摩擦することによって，摩擦力の低減を図る工夫が有効である。

　ローラポンプ（roller pump，7.1.1 項参照）においては，チューブとローラの間の摩擦が不可避である（**図 6.19**）。チューブのすり減りが加速されないよ

114　6. 運　　　動

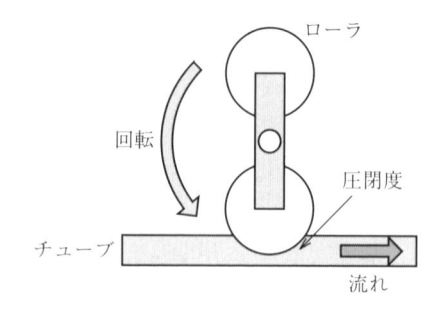

図 6.19　ローラポンプ

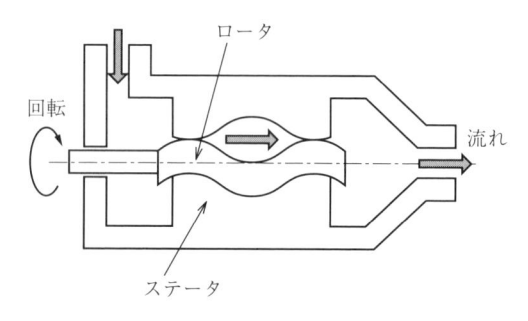

図 6.20　スクリューポンプ

うに，ローラのチューブへの**圧閉度**を調節する必要がある。

　スクリューポンプ（screw pump）においては，雄ねじ（ロータ）と雌ねじ（ステータ）のすき間を通って流体が送られる（**図 6.20**）。両ねじ山の間の接触の程度によって摩擦力が変化し，摩耗や耐久性に影響を及ぼす。接触が不完全だと逆流が起こる。

6.2.4　表面張力と親水性

　生体内では，仕切りとしての壁や膜において起こる現象が，生命現象の中核を担っている。したがって，界面の性質に注目する必要がある。生体内は電解質水溶液が主体となっているので，水との親和性が表面の性状の目安になる。

　液体は分子間力によって凝縮し，表面積が少ない球形になろうとする。この表面積を小さくする張力を**表面張力**（surface tension）と呼ぶ。単位には

N·m^{-1} を用いる。水の空気に対する表面張力は，温度 293 K において 72.75 N·m^{-1} である。

空気中の固体表面上で，表面張力によって水滴は球形になろうとする。固体表面の水との親和性が高いと，水滴が固体表面に吸い寄せられる方向に変形して，お椀型や，さらにお椀がつぶれたような平たい形状になる。この水・空気界面と水・固体界面の間の角度を**接触角**（contact angle）θ と呼ぶ（図 6.21）。接触角が $\pi/2$ 以下になるような固体表面を**親水性**（hydrophilic）表面，接触角が $\pi/2$ 以上になるような固体表面を**疎水性**（hydrophobic）表面と呼ぶ。

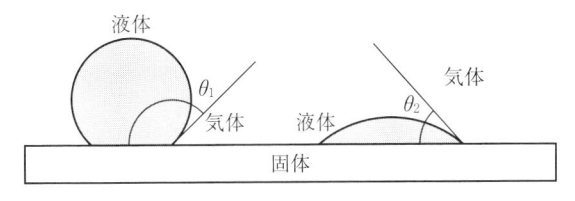

図 6.21 接触角 θ

ポリ四フッ化エチレン（polytetrafluoroethylene）など撥水性表面では，接触角が π に近い。生体内の壁や膜は親水性である。このことが，血液と接触する合成材料表面（例えば人工血管壁面）をはじめ，生理液体と接触する表面の親水性が着目されるゆえんである。

細胞の付着，血小板の吸着，血栓形成などにおいても表面の親水性が問題とされる。通常の細胞は細胞外基質や固体表面に付着して増殖する。したがって，親水性表面上で培養される。

血液は，血小板凝集・凝固タンパク質によって，**凝血塊**（clot）を形成する（図 6.22）。凝血塊形成システムでは，**血小板凝集・血液凝固・線維素溶解**などのサブシステムが協調して，必要な凝血塊を形成し，不要な凝血塊を溶解している（図 6.23）。

凝血塊は，血管壁の裂け目をふさぐ役目（止血作用）を果たす。血管中で形成されると**血栓**（thrombus）となり，流れを妨げる。人工血管と生体血管をつなぐには凝血塊形成が必要であるが，人工血管内腔をふさいでしまっては困

116   6. 運　　　動

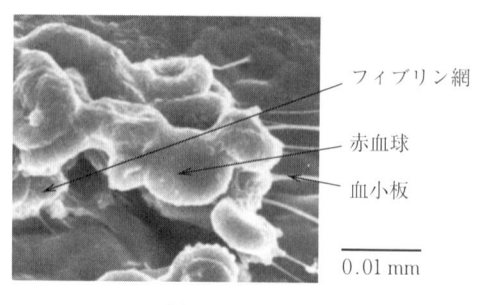

図 6.22　凝血塊

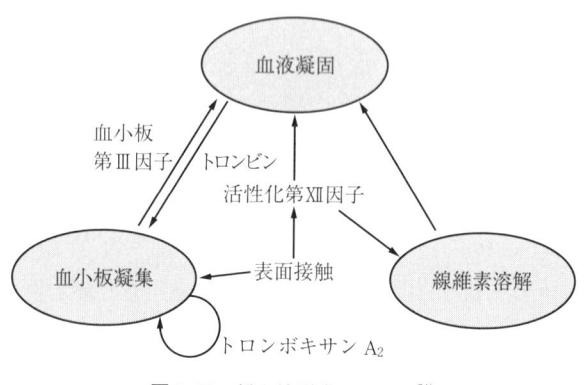

図 6.23　凝血塊形成システム[24]

る。表面に付着した生体高分子の立体構造が，それに続く生体反応を制御していると考えられる。

血管中に挿入されるチューブを**カテーテル**（catheter）と呼ぶ。カテーテル表面では，血栓形成が起こらないように表面処理が工夫される。凝血塊形成を妨げる生体高分子である**ヘパリン**（heparin）をコーティングするなどの工夫がある。

血液と接触する人工臓器においても血栓形成の制御が問題となる。血液ポンプで，血液を循環させると（**図 6.24**），流路に血栓が形成される（**図 6.25**）。この場合，流量をある程度大きくすると，血栓の形成を抑制できる（**図 6.26**）。

6.2 潤滑・摩耗   117

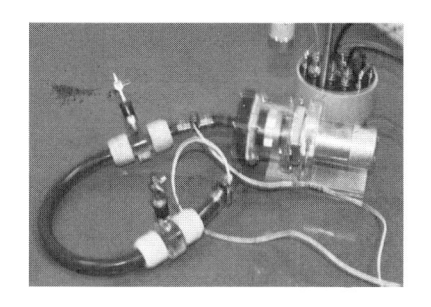

図 6.24　血液循環回路

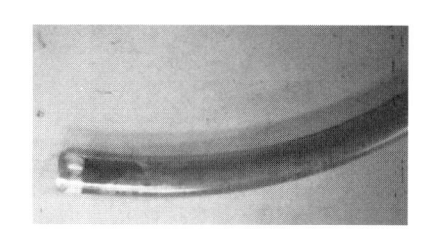

図 6.25　循環回路における血栓形成
　　　　（低流量）

図 6.26　循環回路における血栓形成
　　　　（高流量）

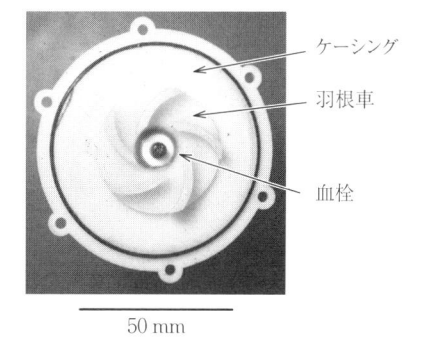

図 6.27　人工心臓の軸受けの血栓

遠心型（centrifugal）**人工心臓**の軸受け付近では，血栓が形成されやすい（**図 6.27**）。羽根車の裏側で流れのよどみがあると相当量の血栓が形成される（**図 6.28**）。軸受け付近の流路形状を，血栓形成を抑えられるような「せん断速度」になるように設計すれば，血栓形成を抑えることができる（**図 6.29**）。

拍動流では，拍動数が大きくなって，せん断速度が $100\ \mathrm{s}^{-1}$ 以下になっている時間が $2\ \mathrm{s}$ 以下になると血栓が抑制される。

人工材料表面へのコーティングによって凝固時間を延長させる方法がある[43]。**セグメンテドポリウレタン**（segmented polyurethane）をコーティングした凹凸円錐（**図 6.30**）間で血栓形成能を試験すると（4.2.4 項および 4.2.6 項参照），凝固時間の延長が計測される。しかし，凝血塊はコーティングがな

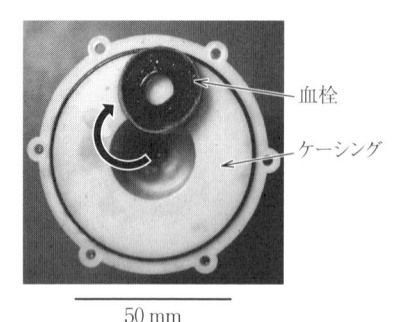

図 6.28 人工心臓の軸受け（羽根車裏）の血栓

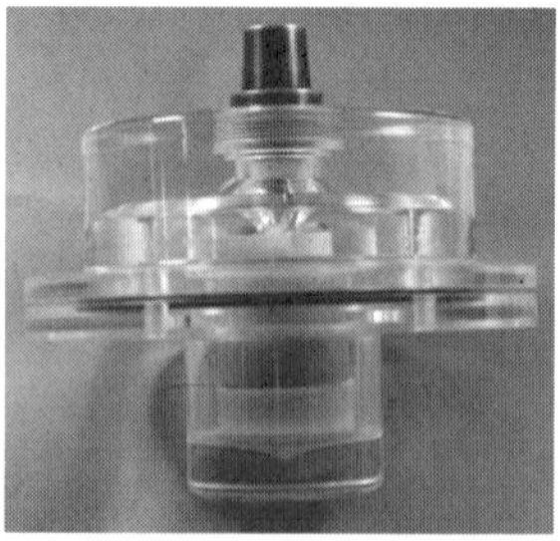

図 6.29 人工心臓の軸受け（改良後）

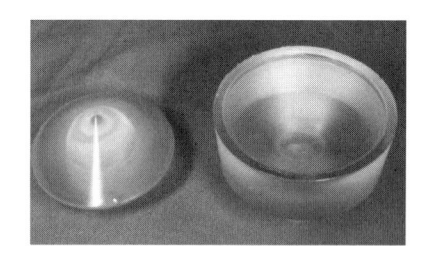

図 6.30 コーティング凹凸円錐

いときと同様に形成される．拍動流の場合には，せん断速度が $100~\mathrm{s}^{-1}$ 以下になっている時間が短縮された場合に，血栓形成を抑制する効果がある．

6.2.5 摩　　　耗

摩擦によって材料表面において減量が生じることを，**摩耗**（wear）と呼ぶ．摩耗に伴って母材から分離して生成される粉を**摩耗粉**（abrasion powder）と呼ぶ．

単位垂直荷重当り，単位摩擦距離当りの摩耗体積を**比摩耗量**（comparative abrasion quantity）と呼ぶ．比摩耗量の単位は $\mathrm{m}^3 \cdot \mathrm{N}^{-1} \cdot \mathrm{m}^{-1}$ である．摩耗の程度は，比摩耗量で比較される．摩耗によって双方の母材の体積が減少するとは限らない．片側の母材のみの体積が減少したり，摩耗粉が付着することによって母材の体積が増加したりする場合もある．

摩耗の機構は，「表面の削り取り」，「凝着・破断」に大別して説明される．

(a) アブレシブ摩耗 　　　　　　(b) 凝着摩耗

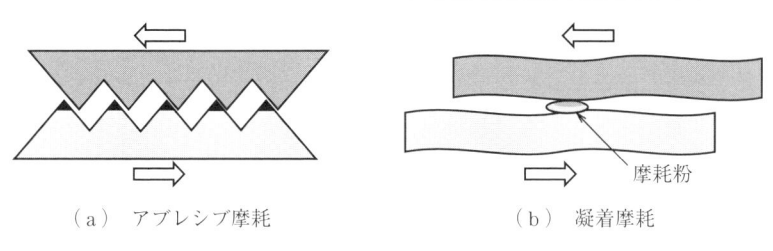

図 6.31　摩耗機構の分類

前者を**アブレシブ摩耗**（abrasive wear），後者を**凝着摩耗**（adhesive wear）と呼ぶ（**図 6.31**）。

6.2.3 項で述べたように，真実接触面において摩擦が集中することによって，局所において高圧・高温になることがある。吸着分子，酸化膜などの表面層がはがれて，母材表面が露出する（新生面）ことによって，化学的な反応が生じる可能性がある。この反応は，摩擦面周囲の雰囲気（気体分子・温度）に影響される。

摩擦の初期においては，接触が不安定なことによる摩耗が生じることがある（**初期摩耗**（initial wear））。新生面どうしでは，反応性が高いことによる摩耗が生じることもある（**処女面摩耗**）。摩擦面が安定すると摩耗が減少する（**マイルド摩耗**（mild wear），**図 6.32**（a））。

摩擦面が安定しなかったり，材料表面の疲労変性などにより安定が崩れたりすると，振動を生じたり，摩耗が増加したりする（**シビア摩耗**（severe

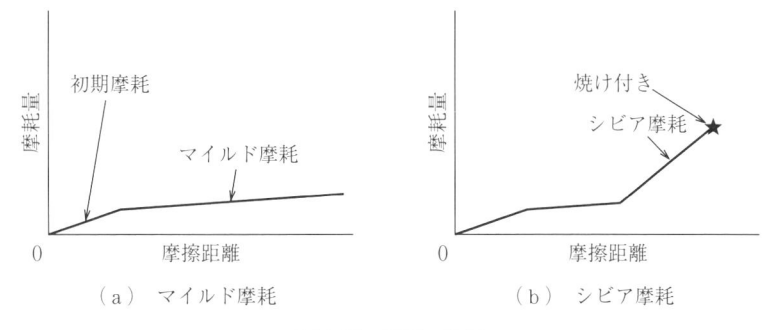

(a) マイルド摩耗　　　　　　(b) シビア摩耗

図 6.32　摩耗の進行

wear），図 6.32（b））。生成した摩耗粉と母材との間の摩擦によって，削り取りや凝着を生じることもある。摩耗によって生じた新生面が，母材どうしの凝着を引き起こすこともある（**焼け付き**）。以上のように，摩耗現象は，変動する要因を含んでいる。

　摩耗現象を調べるには，摩耗体積のみならず，摩擦面や摩耗粉の観察が必要である。摩擦面に相手の母材の成分が付着していたり，両方の母材の成分が混合した摩耗粉が生成したりする場合がある。これらの観察から，摩耗機構を推測する。

　人工関節（joint prosthesis，図 6.33）を生体内に埋め込んだ場合にも，摩擦・摩耗が問題となる。摺動部分の材料には，ポリエチレンとステンレス鋼・チタン合金・セラミックスなどとの組み合わせが用いられている。摩擦面での摩耗によって，関節の動きに支障が生じたり，摩耗粉によって炎症などの生体反応が生じたりする場合がある。

　人工関節と生体骨との間の長期的な接着・固定も難題である。生体組織には，異物を分解したり，隔離したり，排除したりする機能が備わっている。こ

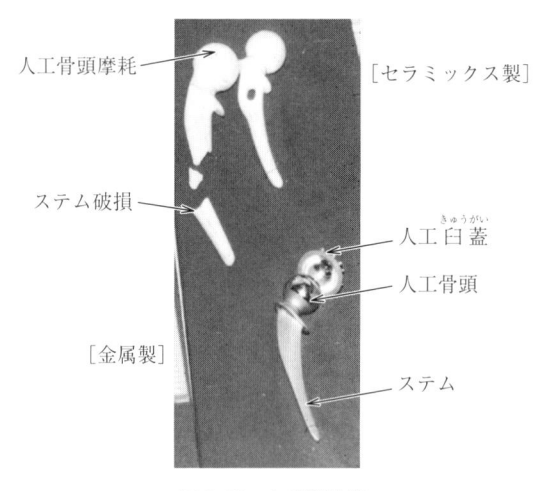

図 6.33　人工股関節

れらの生体組織側の作用が，人工関節の**ステム**（stem，図 6.33）と生体骨との間隙を生じ，**ゆるみ**(げき)（loosening）の原因となる。

人工心臓弁（cardiac valve prosthesis）は，心臓弁を置換する形で用いられる。血液を一方向に流すのに，2 枚の弁葉が傾斜して開く形式のものがある。**弁葉**（leaflet）と**弁座**（valve seat）の軸受けとの間の潤滑状態が悪いと，摩耗を生じ，弁葉の作動状態が悪化する（**図 6.34**）。

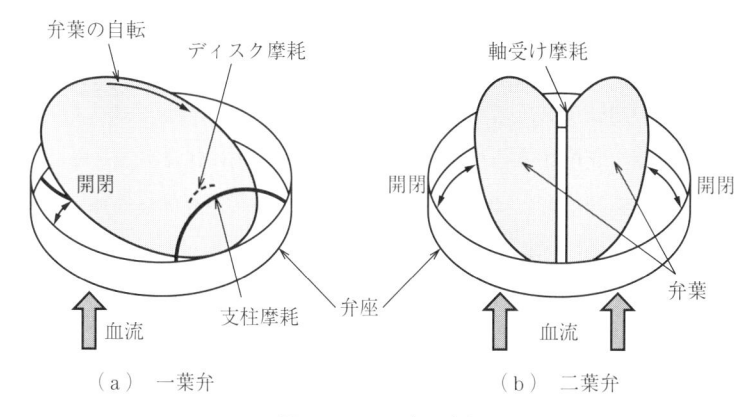

図 6.34 人工弁の摩耗

心臓は，血流を途絶えさせることなく，拍動流ポンプとして作動し続ける。弁は，心臓の拍動に同期して作動し続ける。1 秒間に 1 回の拍動は，1 年間で 3×10^7 回（60 秒×60 分×24 時間×365 日）の拍動となる。

支柱および弁葉に摩耗が生じて，弁の作動に支障をきたした例が，報告されている[44]。支柱には，ニッケル・クロム合金，ステンレス鋼などの金属材料も用いられてきた。金属材料表面は，塩水中では，腐食によって不安定となる。血液中にはイオンが含まれており，腐食を生じやすい環境である。

ただし，人工弁における摩耗粉の生体に対する影響の報告は少ない。人工弁の摩耗における摩耗体積は，人工関節の摩耗と比較すると小さいためと考えられる。

6.2.6 潤　　　滑

物体間での相対運動において，摩擦力の低減，摩擦の安定，摩耗の低減を目指すのが，**潤滑**（lubrication）である。生体関節における潤滑が滑らかな運動を実現する。

固体どうしの接触での潤滑を**固体潤滑**（solid lubrication），固体間に流体を挟んだ潤滑を**流体潤滑**（fluid lubrication），両者の混合した潤滑を**混合潤滑**（mixed lubrication）と呼ぶ。潤滑のために摩擦面に介在させるものを**潤滑剤**（lubricant）と呼ぶ。

固体間に流体が挟まれている場合には，固体どうしの摩擦ではなく，流体の流動抵抗が摩擦を支配する。生体関節の中には関節包に包まれているものがある。この場合，関節面間に関節液が存在する。潤滑面の流体膜が薄くなり，局部的な固体接触が生じている場合は，流体の流動抵抗よりも大きな摩擦力が働く。この状態を**境界潤滑**（boundary lubrication）と呼ぶ。

生体関節では，関節面が相対的に移動する際の流体の引き込み（くさび膜潤滑），関節面がたがいに接近する際の流体内での圧力の発生（スクイズ膜潤滑）および関節面の弾性変形により，関節面どうしの直接接触を妨げている（図6.35）。このため，生体関節での摩擦抵抗は，通常の固体どうしの摩擦抵抗より，はるかに小さい。面の弾性変形を伴う流体潤滑を**弾性流体潤滑**（elastohydrodynamic lubrication）と呼ぶ。

流体潤滑を実現するためには，固体接触を避けなければならない。すなわ

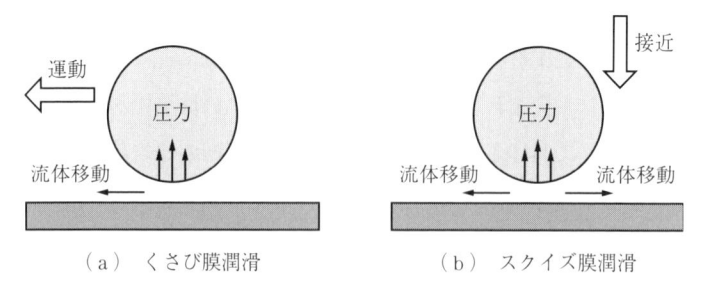

図6.35　関節面潤滑

ち，流体膜が表面粗さを上回る厚さを維持しなければならない．流体の摩擦面からの排出に比べて，流体の摩擦面への供給が十分であることが要求される．流体の粘性係数が小さいほうが流動抵抗は小さくなる．他方，粘性係数が大きいほうが摩擦面からの排出が少ない．

　ロータリー型人工心臓の回転軸受けにおける摩擦は，発熱による血液の変性を誘う．血栓形成の原因ともなる（図6.27）．磁気の反発力を利用して，軸を軸受けから浮かせた状態を維持する工夫がある．

章　末　問　題

問 6.1　体重による重力を 600 N とし，重力の作用線と股関節支持力の作用線が 1 cm ずれ，筋力の作用線が股関節支持力の作用線と反対方向に 2 cm ずれている場合（図 6.1 参照）に，片脚による立位において股関節にかかる支持力を算出せよ．

問 6.2　てこの原理を利用して，力を増加させる例および減少させる例を挙げよ．

問 6.3　毎分 1 000 回転で回転させるとき，中心から 30 cm のところに働く遠心力による加速度は，重力加速度の何倍か．

問 6.4　流体潤滑における流体圧力発生の種類を挙げ，生体関節における潤滑について考察せよ．

問 6.5　人工心臓における潤滑に関する問題点を列挙せよ．

7 章
設 計・加 工

　生体では，細胞分裂を基本として，自己修復・再生によって，生体を形作り，維持している。本章では，人工臓器の設計や生体に適用する技術も含めて，設計と加工の基礎について学ぶ。

7.1 設　　計

7.1.1 仕　様　書

　生体内では，細胞の核内の**デオキシリボ核酸**（deoxyribonucleic acid，DNA）の塩基配列に，遺伝子として情報が保持されている。塩基の配列情報を利用して，タンパク質を合成しながら，細胞，組織，器官を形成する。周囲の状況によって淘汰を繰り返して適応していく。

　細胞は分裂を繰り返しながら集団としての組織を形成する。分裂・増殖は，種々の要因によって制御されている。周囲の細胞との相互作用の中で，分裂を開始したり，分裂を停止したり，死滅したりする（例えば，隣接細胞に周囲を囲まれた場合に分裂を停止する，一定の分裂回数を超えると死滅するなど）。この制御が変化することによって，組織が変化する。癌（cancer）化もその一例と考えられる。

　細胞が分裂を繰り返しながら集団を形成する様子をシミュレーションすることによって，各因子がどのような影響を及ぼすのかを検討できる。**細胞分裂**（mitosis）の周期，分裂回数，隣接する細胞の数（配位数）によって細胞集団の挙動が変化する（図7.1）。

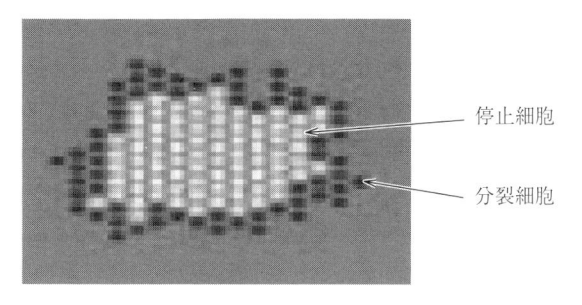

図 7.1　細胞集団のシミュレーション[45]

　他方，機械の**設計**（design）は，**仕様書**（specification）で表現される．仕様書には，機能，材料などが記載される．例えば，液体を送るポンプの場合を考えよう．所定の流量，入口・出口圧力差によって，エネルギー源が選択される．送る液体の種類（腐食性の液体など）や使用時の環境条件（温度など）などによって材料が選択される．接続の管の直径などを所定の寸法に合わせる．

　機械を設計する場合に，従来の技術・製品を活用すると便利である．**日本工業規格**（Japanese Industrial Standards, JIS），**国際標準化機構**（International Organization for Standardization, ISO）による国際規格（International Standard）などを参照する（例えば，寸法・形状や強度の標準化されたねじを部品として用いるなど）．

　ポンプの設計について考えてみよう．ポンプにもさまざまな様式がある（図7.2）．ピストンベローズ型では，1回拍出量と拍動数で流量を制御する（図7.2（a））．遠心型では，羽根車の回転速度と合わせて，羽根車の形状が選択される（図7.2（b））．スクリュー型ではスクリューの回転速度で流量を制御する（図7.2（c），図6.20）．ローラポンプ（6.2.3項参照）では，チューブの直径とローラの周速度で流量を制御する．図7.2においては，内径15 mmのチューブを入口・出口に接続している．

　人工心臓（artificial heart）は，血液を送るポンプとして設計される．ポンプは，容積型（ピストンベローズ型，スクリュー型など）とターボ型（遠心型など）に区分される．ターボ型で拍動流を吐出するには，回転速度を周期的に

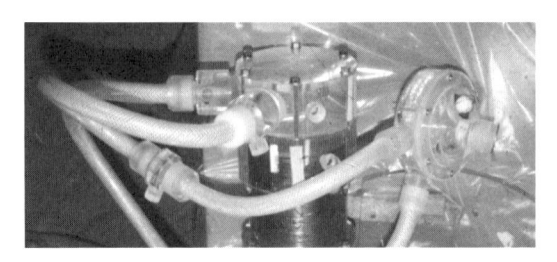

(a) ピストンベローズ型

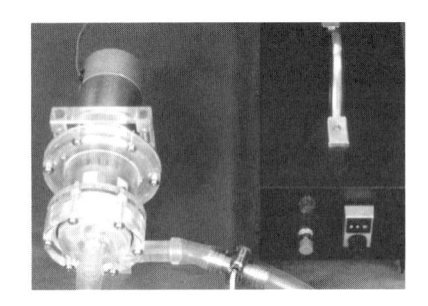

(b) 遠心型 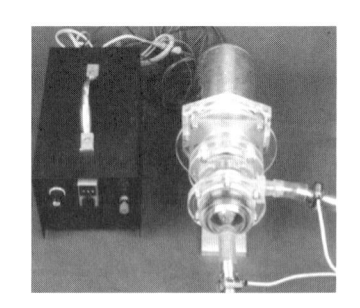   (c) スクリュー型

図 7.2 人工心臓ポンプの様式

変動させることになる。血液の密度は，水に近い。粘性係数は，水の数倍である。電解質溶液なので，腐食性液体に分類される。**血栓**の形成，および，血球成分の破壊を抑制する必要がある。

例えば，**洗い流し**（washout）効果を利用して血栓の形成を抑制するのに，壁面せん断速度を $500\,\mathrm{s}^{-1}$ 以上にする[25]，または，**よどみ**（stagnation）を抑えるために拍動流で $100\,\mathrm{s}^{-1}$ 以下になる時間を 2 s 以下に抑える[29]，赤血球破壊を抑制するために赤血球が通過する領域のせん断速度を周期的に $300\,\mathrm{s}^{-1}$ 以下にする[15]，などの考え方がある（図 4.47 参照）。

機械は，当初の設計どおりに使用されるとは限らない。当初の強度限界を超えて使用されることを想定する必要がある。例えば，2〜3 倍の係数を乗じて，強度に余裕を持たせて製作する。この係数を**安全係数**（safety factor）と呼ぶ。小型化，軽量化などを進めるためには，限界ぎりぎりで設計することになり，安全係数を小さく設定することになる。

生体では，**閾値**（threshold）の範囲内では，拮抗する平衡作用によって恒常性を維持している．また，閾値を超えた場合でも，再生，自己修復，補完などの方法により，システム全体としての機能を維持している．例えば，血管が破断した場合には，血液中および血管壁中に含まれる因子（血小板や血液凝固因子）が活性化して破断面をふさぎ，血管壁を修復する（図 6.23 参照）．

7.1.2 設　計　図

設計の内容は，**設計図**（draft）で表現される．設計図では，図面を通じて，設計の意図を伝えなければならない．図面は，2 次元平面上に投影された状態で，3 次元立体を表現することになる．

機械製図で一般的に用いられるものとして，**第三角法**（third angle projection method）がある．正面図，平面図，側面図で構成される．立体の代表的な面を正面として，正面から見た図を正面図とする．正面図の上に，上から見た平面図を配置する．正面図の右に，右から見た側面図を配置する（**図 7.3**）．

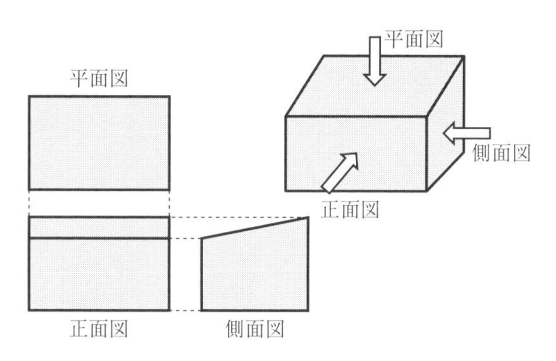

図 7.3　第三角法

図面は線で描かれる．線の種類の使い分けを基準化することによって，設計情報を伝える（**図 7.4**）．外形線には「実線」，対称線には「一点鎖線」，寸法線には「細線」，隠れ線には「二点鎖線」が用いられる．断面にはハッチングを施す．

128　7. 設　計　・　加　工

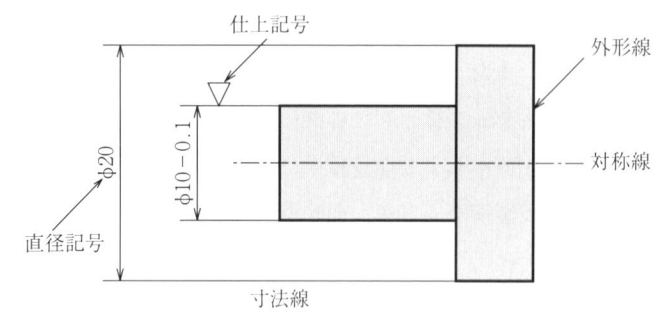

図 7.4　図　面

　寸法は，mm単位の数字で表示される。直径にはϕ，半径にはR，角度には$\angle$，直角には⌞⊥などの記号を付す。

　寸法精度が要求される場合には，以下のような表記方法を用いる。寸法に幅を表示する。幅に方向性がある場合は，＋または－で表示する。相対する寸法である場合には，対応する両者に，**はめ合い**（engagement）記号を付して表示する。例えば，軸受けと軸では，相互にはめられるように面を加工しなければならない。

　仕上げ面の精度には，▽記号も用いられ，▽，▽▽，▽▽▽などと表示する。▽の個数が多いほど表面粗さ（7.1.3項参照）が小さい。はめ合い記号では，相対する寸法であることを明示するために，H8とh8などのようにアルファベットと数字の組み合わせで，対応を表示する。

7.1.3　表　面　粗　さ

　表面の微小な凹凸は「**表面粗さ**（roughness）」として計測される。レバーの先につけた針で表面をなぞる方法（**図 7.5**），光の反射を利用して凹凸を計測する方法などがある。

　平面に仕上げられた表面でも，マイクロメートル程度の凹凸がある場合がある。大きな周期での凹凸を「うねり」と呼ぶ。直径の小さい砥粒で研磨すると，より粗さの小さな面に仕上げることができる。

7.1 設　　　　計　　129

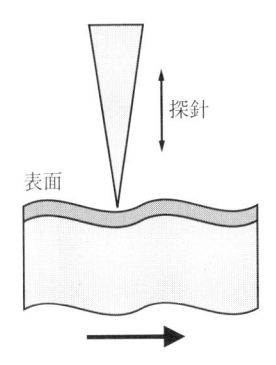

図 7.5 表面粗さの計測

　粗さの表示としては，算術平均粗さ R_a（**図 7.6**），最大高さ R_y（山と谷の間の最大距離，**図 7.7**），十点平均粗さ R_z（**図 7.8**），平均二乗粗さ R_s などがある。表面に垂直な方向の凹凸寸法を拡大して，表面の凹凸を強調して表示することが多い。図 7.6 〜 図 7.8 では，表面上で選択した線分区間の凹凸を 2 次元表示している。

　算術平均粗さ R_a では，抜き取り線分 l について，表面の凹凸の平均面から

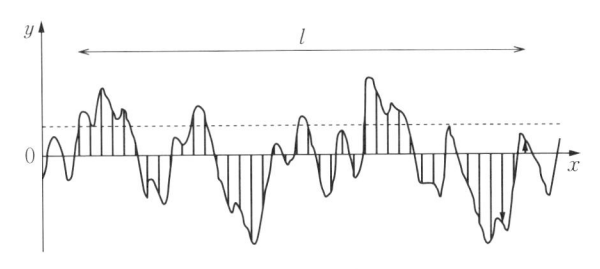

図 7.6 算術平均粗さ R_a

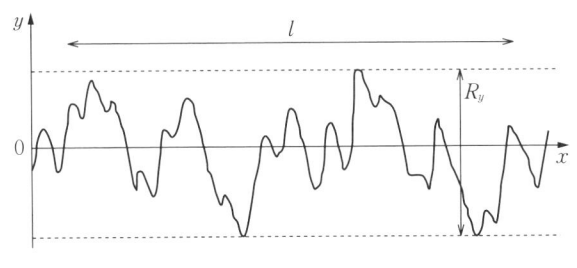

図 7.7 最大高さ R_y

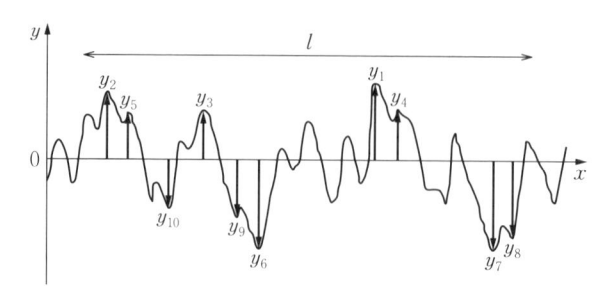

図 7.8 十点平均粗さ R_z

の偏差の平均値を求める。

$$R_a = \frac{1}{l} \int_0^l |y(x)| dx \tag{7.1}$$

十点平均粗さ R_z では，抜き取り線分 l について，平均面からの山頂と谷底までの標高差のデータを用いて，最も高い山頂から5番目までの山頂の高さの絶対値と，最も低い谷底から5番目までの谷底の絶対値の和を5で割る。山頂から谷底までの差の平均値が求まる。

$$R_z = \frac{|y_1 + y_2 + y_3 + y_4 + y_5| + |y_6 + y_7 + y_8 + y_9 + y_{10}|}{5} \tag{7.2}$$

平均二乗粗さでは，山と谷の間の平均面からの偏差の二乗和の平均値の平方根を粗さの程度の代表値とする。

$$R_s = \left[\frac{1}{l} \int_0^l \{y(x)\}^2 dx \right]^{\frac{1}{2}} \tag{7.3}$$

光の波長と粗さの関係は，反射・屈折などの光学的な性質を決める。凹凸の山と谷の間の距離が可視光の波長程度（1 μm）以下になると鏡面になる。

細胞の大きさは，数マイクロメートルから数十マイクロメートルのオーダである。マイクロメートルオーダの凹凸が，細胞の挙動に影響を与えると考えられる。

7.2 造形・加工

7.2.1 造形・加工の種類

生体では，細胞が**分裂・増殖**（proliferation）・**分化**（differentiation）・**配向**（orientation）しながら，組織，器官，個体を形成する（図4.36参照）。生体は磁気・電気・力学場に置かれている。細胞の挙動は，磁気的[32)〜34)]・電気的[35)]・機械的[14), 16), 27)]な刺激によって変化すると考えられている。

磁場・電場・力学場が細胞の配向に影響を与える。例えば，電気パルスを加えながら培養すると，細胞の挙動が変化する（**図7.9**）。細胞の培養面への付着が制御される。細胞が適度に間引かれることによって，その後の細胞の分化・増殖が促進される[35)]。これらの研究成果は，再生医療分野での細胞制御技術に応用される。

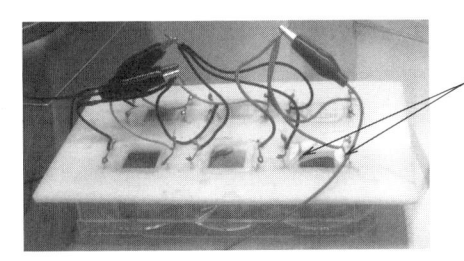

図7.9 電気パルス刺激を加えながらの細胞培養

機械の製作では，**加工**（machining）によって各部が形作られる。加工においては，材料の変形や破壊が応用される。加工方法は，**切削**（cutting）・**研削**（grinding）・**研磨**（polishing）・**押出し**（extrusion）・**溶融**（melting）・**成形**（molding）・**溶接**（welding）・**圧着**（pressure bonding）などに区分される。

工作機械には，**ボール盤**（drilling machine）・**旋盤**（turning machine）・**フライス盤**（milling machine）・**プレーナ**（planer）・**NC工作機械**（numerical controlled machine tool）などがある。

糸状に加工するには，溶融した原料を口金から押し出してから冷却する，溶剤を気化させる，溶剤中で凝固させるなどの方法が用いられる。**電界紡糸**

(electro spinning)では，高電圧によって電荷を帯びた噴流を発生させて，細い糸を形成する．細胞培養の足場の作成に応用される．

外科手術においては，生体の一部を加工することになる．骨の切削にあたっては，周囲の軟組織を巻き込まないようにするために，回転鋸ではなく往復鋸が使用される（図7.10）．被削材の変形性の違いを利用している．往復鋸では，変形性の小さい骨が選択的に切削される．

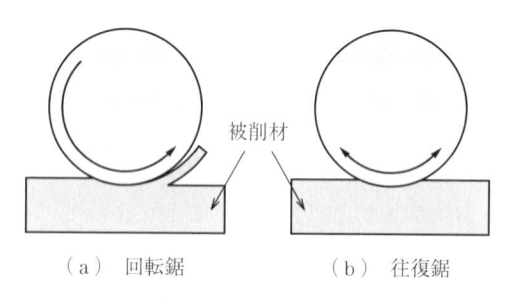

（a）回転鋸　　　　（b）往復鋸

図7.10　鋸と被削材

生体内では，加工位置を定めることは容易ではない．そこで，MRIなどの断層画像技術を利用する工夫がある．形状の特徴パターンの抽出，メス先端位置の3次元表示などを手掛かりとして，手術の訓練，手術計画などに導入されている．

手術中の画像表示も実施されている．手術中に位置を確認する上でのガイド役を担う．術野を複数の目で見やすくすることは，手術の訓練の効果を上げる．

呼吸運動や，心臓の拍動などの周期的運動に対して，画像表示位置を同期させる工夫がある．同期させることによって，静止に近い状態で表示できる．術者の視覚を補助する効果がある．

7.2.2　仕上げと生体反応

切削（cutting）においては，刃によって，材料内に新生面を形成する．刃の切り屑側を**すくい面**，刃の仕上げ面側を**逃げ面**と呼ぶ（図7.11）．すくい面

7.2 造形・加工

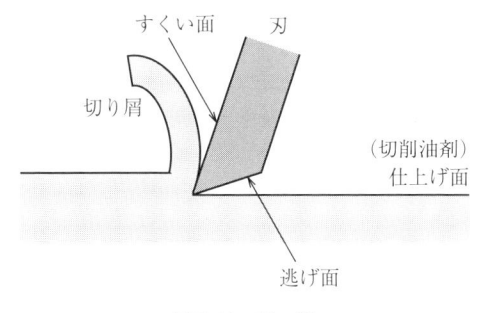

図7.11 切削

と切り屑との間の摩擦が切削力に影響を及ぼす。また，逃げ面での摩擦現象が加工面の仕上げに影響を及ぼす。切削油剤による潤滑によって，切削力を低減したり，切削状態を安定させて面の仕上げ状態を改善したりする。新生面での化学変化を利用したり，冷却効果を利用したりする切削油剤も導入される。

研磨（polishing）では，表面の凹凸を削り取り，平滑に仕上げる。アブレシブ摩耗の機構を利用している。

仕上げの精度は，加工方法選択の要因となる。加工に伴う材料表面付近の構造変化は，表面付近の力学的な性質の変化をもたらす。加工に伴う塑性変形によって材料が硬くなることを**加工硬化**（work hardening）と呼ぶ。**焼き入れ**，**焼きなまし**などでは，材料の性質の変化を利用している。材料の表面近傍は，加工による変化を受けやすい。加工中の温度管理が重要である。

型を用いる加工においては，型から製品を取り出すための**離型剤**（mold release agent）が用いられることがある。生体埋め込み材料の加工では，本来の材料以外に，残留する離型剤についても生体との反応に注意を払う必要がある。

合成高分子を用いる場合には，**単量体**（monomer）などの分子量の小さい成分が含まれることに注意する。合成高分子では，高分子化の程度にばらつきがあり，分子量に分布が生じる。分子量の小さい成分は，寸法が小さいので材料からの溶出が容易で，生体との反応性も高い（**図7.12**）。生理液体への溶解を通じて，毒性を示したり，炎症反応を引き起こしたりすることがある。

134   7. 設 計 ・ 加 工

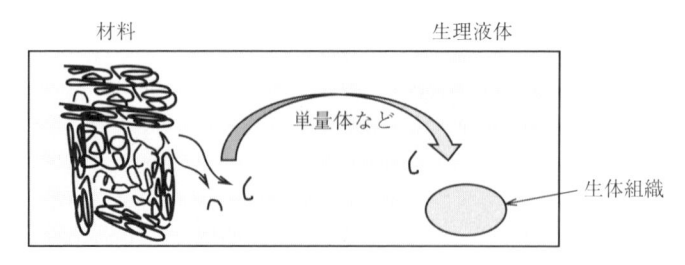

図 7.12 合成高分子材料と生体

7.2.3 組 み 立 て

　生体では，成形されたあとで組み立てるということがない。隣接するものどうしの間で相対的に形作っていく。複数の部分や拮抗する部分において，補完性・冗長性や余裕を内蔵することによって，周囲の状況に適応した修正を可能にしている。周囲環境との相互作用により，多様性を維持しつつ，適応を通じて修正・淘汰されていく。

　生体では，血管壁が損傷した場合には，血小板吸着，血液凝固などの反応によって凝血塊が形成され，損傷部位をふさぎ，修復する。これらの修復に必要な要素は，血管壁の内外，および，血管内を流れている血液中に含まれている（図 6.23 参照）。流体の配管でいえば，壁や流体中に修復材料が用意されていることになる。この凝血過程は，材料間での接着機能も果たす。

　機械材料では，化学変化を利用した接着，高圧による圧着，高温による溶接などの方法によって材料を連結させる。人工弁において，支柱と弁座との間の溶接部の破断が生じた。溶接をやめて，一体材料からの削り出しによる加工へと変更することによって耐久性が改善された。

　インクジェットプリンタでは，インクを微滴化して配列させる。この原理を利用して，インク滴を細胞に替えて，細胞を 3 次元的に配列させる試みがある。

　光硬化性樹脂を用いて，材料を液中で硬化させる方法がある。材料の変形・破壊による加工と異なり，光路の軌跡に合わせて固体を形成できる。この方法は**フォトリソグラフィー**（photolithography）と呼ばれ，**マイクロ加工**などに

応用されている(**図7.13**)[48), 49)]。例えば,毛細血管の内径は5μmなので,毛細血管モデルの作成に適している加工方法の一つである(**図7.14**)。この方法を応用して,層を積み重ねながら3次元の複雑な構造を構築することもできる。

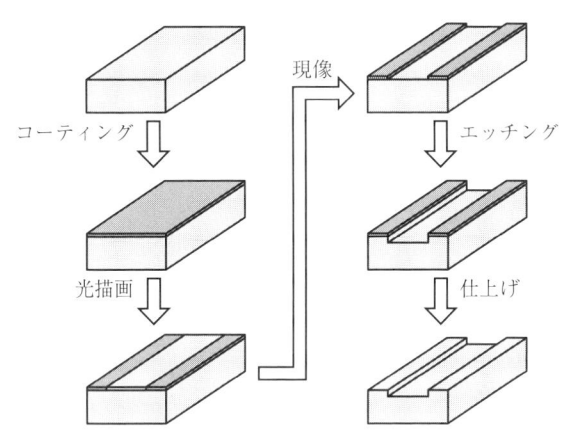

図7.13 光造形による流路加工[46)]

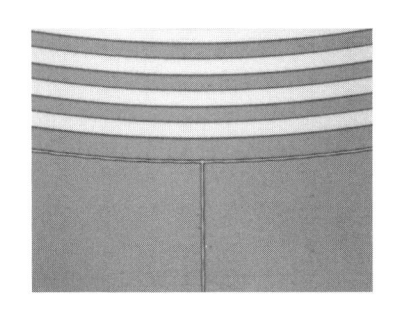

図7.14 マイクロ流路

　従来の外科手術では,固定に用いた糸を,組織が固定された後に取り除いていた。生体吸収性材料から成る糸を用いれば,取り除く手間が省ける。特に,生体内の縫合では,再度の切開が不要となる。

章 末 問 題

問 7.1 成人の左心室の機能を果たすポンプの仕様書を作成せよ。

問 7.2 図 7.15 の見取り図のチューブ継手の軸を含む断面を図面表示せよ。

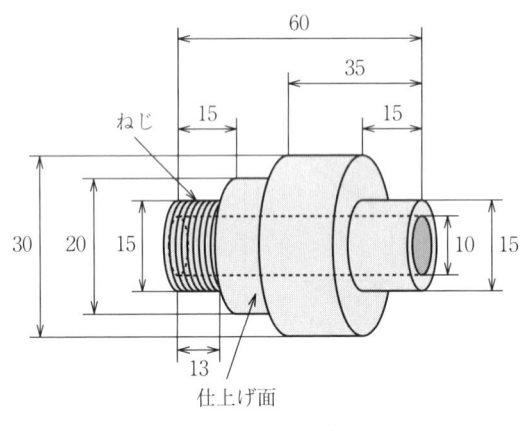

図 7.15 継 手

問 7.3 表面粗さの代表値を列挙し，おのおのについて説明せよ。

引用・参考文献

1) S. Hashimoto：Interdisciplinary area of research offers tool of cross-cultural understanding：cross-cultural student seminar for communication training on biomedical engineering, Journal of Systemics, Cybernetics and Informatics, **11**, 9, pp. 17-22（2013）
2) S. Hashimoto：Role of bridge-curriculum for multidisciplinary courses：application to biomedical engineering, Journal of Communication and Computer, **8**, 12, pp. 1117-1122（2011）
3) 橋本成広：生体計測工学入門，コロナ社（2000）
4) 日本機械学会編：機械工学便覧　デザイン編β8　生体工学，第5章　第3節　生体計測，pp. 191-200，日本機械学会（2007）
5) 日本機械学会編：機械工学便覧　デザイン編β5　計測工学，第5章　第6.4節　生体関連，pp. 109-113，日本機械学会（2007）
6) S. Hashimoto, N. Amimoto, et al.：Wave-form analysis of electrocardiograph with spectrum for screening test, Proc. 4th World Congress of Biomechanics, CD-ROM（2002）
7) S. Hashimoto and H. Otani：Measurement of mechatronic property of biological gel with micro-vibrating electrode at ultrasonic frequency, Journal of Systemics, Cybernetics and Informatics, **6**, 5, pp. 93-98（2008）
8) S. Hashimoto, N. Nagano, et al.：Measurement of cell distribution in organs with Lissajous of impedance, Proc. 5th World Multi-Conference on Systemics, Cybernetics and Informatics, **10**, pp. 443-447（2001）
9) K. Matsuyoshi, et al.：Optical measurement system for pH in medium around contracting myotubes in vitro, Proc. 14th World Multi-Conference on Systemics, Cybernetics and Informatics, **2**, pp. 275-279（2010）
10) S. Hashimoto, S. Manabe, et al.：Measurement of cyclic micro-deformation of arterial wall with pulsatile flow, Progress in Biomedical Optics and Imaging,

3, 1, pp. 456-463（2002）

11) S. Hashimoto, et al.：Measurement of periodical contraction of cultured muscle tube with laser, Journal of Systemics, Cybernetics and Informatics, **7**, 3, pp. 51-55（2009）

12) S. Hashimoto, et al.：Measurement system for body temperature during transition period of hibernating animal, Proc. 8th World Multi-Conference on Systemics, Cybernetics and Informatics, **7**, pp. 156-159（2004）

13) S. Hashimoto, T. Sahara, et al.：Application of inductively coupled wireless radio frequency probe to knee joint in magnetic resonance image, Journal of Systemics, Cybernetics and Informatics, **7**, 5, pp. 6-10（2009）

14) H. Iwata, et al.：Flow chamber system for evaluation of effect of shear on cells, Proc. 10th IASTED International Conference on Biomedical Engineering, 8 pages（2012）

15) S. Hashimoto：Erythrocyte destruction under periodically fluctuating shear rate; comparative study with constant shear rate, Artificial Organs, **13**, pp. 458-463（1989）

16) S. Hashimoto and M. Okada：Orientation of cells cultured in vortex flow with swinging plate in vitro, Journal of Systemics, Cybernetics and Informatics, **9**, 3, pp. 1-7（2011）

17) 橋本成広，王　天元，田中　亮：気管内挿管時に喉頭鏡ブレードと上気道組織との間で発生する圧力，生体材料, **5**, 2, pp. 93-98（1987）

18) T. Sahara, et al.：Radio frequency probe for improvement of signal to noise ratio in magnetic resonance image with inductively coupled wireless coil, Proc. 12th World Multi-Conference on Systemics, Cybernetics and Informatics, **2**, pp. 115-119（2008）

19) T. Iwagawa, S. Hashimoto and K. Yoshida：Effect of electric stimulation on penetration of molecules into agarose gel, Proc. 14th World Multi-Conference on Systemics, Cybernetics and Informatics, **2**, pp. 255-260（2010）

20) S. Hashimoto and N. Kawano：A newly designed flow-regulating device in shunt therapy of hydrocephalus, Artificial Organs, **13**, 5, pp. 483-485（1989）

21) 橋本成広，伊藤忠弘，守屋斗人ほか：耐血管壁collapse性を考慮した拍動流ポンプの静脈カニューレ入口形状，人工臓器, **12**, 1, pp. 245-248（1983）

22) 国立天文台編：理科年表, p. 444, p. 458，丸善（1996）

23) S. Hashimoto, et al.：Measurement of mechatronic property of blood during

coagulation with micro-vibrating electrode, Proc. 10th World Multi-Conference on Systemics, Cybernetics and Informatics, **4**, pp. 177-180（2006）

24) 橋本成広：生体システム工学入門，東京電機大学出版局（1996）
25) S. Hashimoto, H. Maeda and T. Sasada：Effect of shear rate on clot growth at foreign surfaces, Artificial Organs, **9**, 4, pp. 345-350（1985）
26) S. Hashimoto, et al.：Effect of aging on deformability of erythrocytes in shear flow, Journal of Systemics, Cybernetics and Informatics, **3**, 1, pp. 90-93（2005）
27) S. Hashimoto, F. Sato, et al.：Responses of cells to flow in vitro, Journal of Systemics, Cybernetics and Informatics, **11**, 5, pp. 20-27（2013）
28) 橋本成広ほか：血栓の成長を抑える遠心ポンプ流路形状設計，人工臓器，**17**, 3, pp. 879-882（1988）
29) S. Hashimoto：Clot growth under periodically fluctuating shear rate, Biorheology, **31**, pp. 521-532（1994）
30) S. Hashimoto, et al.：Effect of pulsatile shear flow on migration of endothelial cells cultured on tube, Proc. 6th World Multi-Conference on Systemics, Cybernetics and Informatics, **2**, pp. 296-300（2002）
31) 橋本成広，守屋斗人，浅利秀男ほか：人工心臓における血栓形成，北里医学，**17**, 2, pp. 87-91（1987）
32) S. Hashimoto and K. Tachibana：Effect of magnetic field on adhesion of muscle cells to culture plate, Journal of Systemics, Cybernetics and Informatics, **11**, 4, pp. 7-12（2013）
33) Y. Sakatani, S. Hashimoto and J. Yoriki：Effect of static magnetic field on muscle cells in vitro, Proc. 14th World Multi-Conference on Systemics, Cybernetics and Informatics, **2**, pp. 280-284（2010）
34) C. Miyamoto, S. Hashimoto, et al.：Effect of magnetic field at low frequency on cells arrangement, Proc. 7th World Multi-Conference on Systemics, Cybernetics and Informatics, **8**, pp. 62-66（2003）
35) S. Hashimoto, F. Sato, R. Uemura and A. Nakajima：Effect of pulsatile electric field on cultured muscle cells in vitro, Journal of Systemics, Cybernetics and Informatics, **10**, 1, pp. 1-6（2012）
36) S. Hashimoto, S. Tominaga, M. Yoshida and Y. Sasaki：A newly designed pneumatic-pulse-pump-membrane oxygenator, Artificial Organs, **14**, S1, pp. 181-185（1990）
37) S. Hashimoto and H. Moriya：Effect of right ventricular bypass peak flow-rate on

intrapulmonary shunt ratio, Artificial Organs, **12**, 1, pp. 67-77（1988）

38) 橋本成広ほか：ピストン・ベローズ型人工心臓による流量制御，北里医学，**15**, 4, pp. 245-249（1985）

39) 橋本成広ほか：人工心臓における溶血，北里医学，**17**, 5, pp. 415-419（1987）

40) S. Hashimoto, H. Hino, and T. Iwagawa：Effect of excess gravitational force on cultured myotubes in vitro, Journal of Systemics, Cybernetics and Informatics, **11**, 3, pp. 50-57（2013）

41) S. Hashimoto, T. Senou, K. Yamada, et al.：Application of quartz crystal oscillator to atmospheric molecule sensor, Proc. International Federation for Medical and Biological Engineering, **3**, 1, pp. 304-305（2002）

42) 橋本成広ほか：ピストン・ベローズ型人工心臓の流量波形，人工臓器，**10**, 6, pp. 1229-1232（1981）

43) S. Hashimoto, et al.：Effect of segmented polyurethane coating on thrombus regulated with pulsatile shear flow, Proc. 23rd Annual International Conference of the IEEE Engineering in Medicine and Biology Society, CD-ROM, 4 pages（2001）

44) S. Hashimoto：Wear of heart valve prosthesis, Japanese Journal of Tribology, **35**, 12, pp. 1367-1373（1990）

45) S. Hashimoto, M. Toda, et al.：Simulation of cell group formation regulated by coordination number, cell cycle and duplication frequency, Journal of Systemics, Cybernetics and Informatics, **11**, 4, pp. 29-33（2013）

46) S. Hashimoto："Chapter 2. Applications of Polydimethylsiloxane: Microstructure of Functional Surface for Observation of Biological Cell Behavior, pp. 29-94," in "Polydimethylsiloxane: Structure and Applications, P.N. Carlsen ed.", Nova Science Publishers, Inc.（2020）

47) S. Hashimoto：Detect of sublethal damage with cyclic deformation of erythrocyte in shear flow, Journal of Systemics, Cybernetics and Informatics, **12**, 3, pp. 41-46（2014）

48) Y. Takahashi, S. Hashimoto, et al.：Micro groove for trapping of flowing cell, Journal of Systemics, Cybernetics and Informatics, **13**, 3, pp. 1-8（2015）

49) H. Hino, S. Hashimoto, et al.：Behavior of cell on vibrating micro ridges, Journal of Systemics, Cybernetics and Informatics, **13**, 3, pp. 9-16（2015）

章末問題解答

問 1.1 （同一名称でも仕組みによって分類が変わる。）
 1）機械以外
 単一の部品：
 杖（単一部品の場合がある。自ら動作しない），
 形状記憶合金（単一部品。温度変化によって形状を復元する）。

 動作しない：
 階段（動作しない），
 照明（ON/OFF のみ），
 人感照明（動きをとらえるセンサはある）。

 動力源がない：
 紙飛行機（動力源がないもの），
 光学顕微鏡（ただし，観察位置を移動するために動作するものもある），
 イヤホン（電気信号を機械的な振動に変換するのみ），
 義足（ただし，パワーアシスト機能を持つものがある），
 自転車（ただし，電動自転車は動力付き）。

 ヒトが設計したものではない：
 動物細胞（複数の部品から成り，分裂・遊走はする），
 人工臓器を埋め込んだ人間（人工臓器は機械。しかし，人間はヒトが設計したものではない。ただし，全体を機械と同様にシステムとして扱うことは可能）。

 2）機　械
 複数の部品で構成され，動力源またはエネルギー蓄積機能を備えるという点で機械に分類した場合：
 計算機（本体は信号処理のみであるが，周辺機器は動作する），

電子顕微鏡（探査のための電子線を走査させる），
エスカレータ（動作する），
印刷機（印字動作あり）。

問 1.2　例：人工心臓
生物学・医学との融合により，心臓のポンプとしての機能を発揮する機械を，機械工学の手法で設計する。生体との相互作用・協調を生物学・医学・電子工学・材料学・情報学との融合により実現し，血液適合性・流量制御などの技術を開発する。

問 1.3　プラズマ（plasma）
機械工学では，電離した気体。
医学では，血漿。

問 2.1　$100 \text{ mmHg} = 133 \times 100 \text{ Pa} = 13.3 \text{ kPa} = 1.33 \times 10^4 \text{ N} \cdot \text{m}^{-2}$
$= 1.33 \times 10^4 \text{ m}^{-1} \cdot \text{kg} \cdot \text{s}^{-2}$
$6.0 \text{ L} \cdot \text{min}^{-1} = 0.10 \times 10^{-3} \text{ m}^3 \cdot \text{s}^{-1} = 1.0 \times 10^{-4} \text{ m}^3 \cdot \text{s}^{-1}$
$70 \text{ min}^{-1} = 1.2 \text{ Hz} = 1.2 \text{ s}^{-1}$
$1\,000 \text{ kcal} = 1.000 \times 10^6 \text{ cal} = 4.184 \times 10^6 \text{ J} = 4.184 \times 10^6 \text{ N} \cdot \text{m}$
$= 4.184 \times 10^6 \text{ m}^2 \cdot \text{kg} \cdot \text{s}^{-2}$
$1.0 \text{ W} = 1.0 \text{ J} \cdot \text{s}^{-1} = 1.0 \text{ m}^2 \cdot \text{kg} \cdot \text{s}^{-3}$

問 2.2　測定値における 1 は，下位の位での四捨五入の結果と考えると，0.5 から 1.5 までの範囲の値である。したがって，$0.5 + 0.5 + 0.5 = 1.5$，$1.5 + 1.5 + 1.5 = 4.5$ となり，1.5 から 4.5 までの範囲の値，すなわち，2 や 4 となることがある。

問 2.3　$3.14 \times 2.236 = 7.021\,04$
3.14 を 3.135 から 3.145 の範囲の値，2.236 を 2.235 5 から 2.236 5 の範囲の値と考えて，最大値どうし，最小値どうしの積を求めると
$3.145 \times 2.236\,5 = 7.033\,792\,5$
$3.135 \times 2.235\,5 = 7.008\,292\,5$
以上より，7.021 04 の小数第 2 位には誤差が含まれている。小数第 3 位よりも小さい位の数値を表示することに意味がないと考え，有効数字 3 桁，すなわち 7.02 と表示する。

問 2.4　質量に働く重力を平衡させる「天秤」，電圧を平衡させる「ホイートストンブリッジ」，酸・塩基平衡などの「化学平衡」，その他，圧力平衡，浸透圧平衡，熱平衡，磁気平衡など。

問 3.1　• 目的に沿った引張り方向に合った試料の切り出し。

- 応力集中を防ぎ，かつ，力を伝達できるような試料の固定法．
- 力を加えながら，平衡点・ゼロ点を探る．
- 履歴効果を考慮して，変形過程に注意を払う．
- 目的に合った周囲環境で試験する．

問 3.2 心臓の拍動を 1 Hz とした場合，60 回/分×60 分/時間×24 時間/日×365 日/年×10 年＝$3.2×10^8$ 回．

これは，通常の疲労破壊試験の繰返し数 10^7 と比較して大きな値である．

問 3.3 一辺の長さが 1 の単位格子の立方体の体積は，$1×1×1=1$ である．

面心立方格子の単位格子には，半径が $\sqrt{2}/4$ の球が 4 個（＝$6×(1/2)+8×(1/8)$）含まれ，その合計体積は $4×(4\pi/3)×(\sqrt{2}/4)^3$ である．

よって充填率は，$4×(4\pi/3)×(\sqrt{2}/4)^3=(\sqrt{2}/6)\pi=0.74$

問 3.4 [材料の破壊試験における工夫]
- 破断面の位置を調節したいときは，先端の曲率が適切な切り欠きを入れる．
- 疲労破壊の場合には，繰返し荷重の形式・応力振幅・繰返し数を選択する．
- 目的に合った周囲環境で試験する．

[破断面の特徴]
- ストライエーション（すじ状に流れた模様）： 疲労破壊
- ディンプル（ちぎれた跡）： 急激な破壊

問 4.1 ケルビン・フォークトモデルでは，粘性要素が並列に接続されている．この粘性要素は，変形速度に比例した抵抗力が働く．ステップ状の変形では変形速度が無限大になる瞬間があり，これを実現するためには抵抗力が無限大になってしまうため．

問 4.2 ハーゲン・ポアズイユ流の条件が満たされていると考えると，式 (4.36) より，流れの抵抗は円筒の内径の 4 乗に反比例する．したがって，内径が 2 倍になると抵抗は 1/16 倍になる．

問 4.3
- 温度が低くなると，血液の粘性係数が上昇して，流れの抵抗が増加する．
- 血管が収縮して血管内径が減少すると，流れの抵抗が増加する．血管抵抗は，血管径の 4 乗に反比例する（厳密には，ハーゲン・ポアズイユ流以外では 2 乗と 4 乗の間の値）．
- 乱流が発生すると，流れの抵抗が増加する．
- ヘマトクリット値が高くなると，血液の粘性係数が上昇して，流れの抵抗が増加する．
- 血液中のタンパク質濃度が高くなると，血液の粘性係数が上昇して，流れの抵抗が増加する．

問 4.4 式 (4.36) より

$$R_f = \frac{8 \times 0.1\,\mathrm{m} \times (1 \times 10^{-3})\,\mathrm{Pa \cdot s}}{\pi \times (1 \times 10^{-4}\,\mathrm{m})^4}$$

$$= 2.5 \times 10^{12}\,\mathrm{Pa \cdot m^{-3} \cdot s} = 2.5 \times 10^{12}\,\mathrm{m^{-4} \cdot kg \cdot s^{-1}}$$

問 4.5 肺循環抵抗 =（平均肺動脈圧 − 左心房圧）/ 心拍出量

平均肺動脈圧 − 左心房圧 = 25 mmHg − 5 mmHg = 20 mmHg

$= 20 \times 1.3 \times 10^2\,\mathrm{Pa}$

心拍出量 = 5.5 L·min^{-1} = $(5.5 \times 10^{-3}/60)$ m^3·s^{-1}

肺循環抵抗 = $(20 \times 1.3 \times 60/5.5) \times 10^5$ Pa·s·m^{-3}

$= 2.8 \times 10^7$ Pa·s·m^{-3} = 2.8×10^7 N·s·m^{-5} = 2.8×10^7 m^{-4}·kg·s^{-1}

問 4.6 式 (4.9) より，抵抗が一定のときには，圧力差と流量が比例する。

拡張期には，静脈圧と心室圧との差によって血液が流入する。心室圧の最低値は，絶対ゼロ圧力よりも高い。飽和蒸気圧よりも低くなると血液が気化してしまう。また，静脈圧は 1.3 kPa 程度である。したがって，静脈圧と心室圧との差は 1.3 kPa より小さい。

これに対して，収縮期には，心室圧と動脈圧との差によって血液が流出する。動脈圧は 13 kPa 程度である。心室圧が高くなれば，心室圧と動脈圧との差は 1.3 kPa 以上になる。

したがって，収縮期のほうが，圧力差を大きくすることによって，短い時間で流体を送れる。

問 4.7 定常流では，圧力の高いほうから低いほうに流れる。拍動流では，加速期には圧力差で加速するが，減速期には流路抵抗および圧力差で減速する。したがって，流路抵抗が小さい場合は，減速期には圧力勾配と逆の方向に流れることになる。生体の心臓では，弁開放時の流路抵抗が小さいため，減速期には圧力勾配と逆の方向に血液が流れることになる。

問 4.8 式 (4.64) より

（レイノルズ数）=（密度）×（代表速度）×（代表長さ）/（粘性係数）

長さを L，質量を M，時間を T とおくと

$(\mathrm{M\,L^{-3}}) \times (\mathrm{L\,T^{-1}}) \times (\mathrm{L}) / (\mathrm{M\,L\,T^{-2}\,L^{-2}\,T})$

$= \mathrm{L^0\,M^0\,T^0}$

問 4.9 円錐面に働くせん断応力を τ として，回転軸から距離 r のところに働く力を考えて

$$T = \int_0^R (2\pi r\,dr)(\tau r) \tag{①}$$

式 (4.7), (4.40) より

$$\tau = \frac{\eta \omega}{\theta} \qquad ②$$

式②を式①に代入して

$$T = \int_0^R 2\pi r \, dr \, \frac{\eta \omega}{\theta} r = \frac{2\pi \eta \omega}{\theta} \int_0^R r^2 \, dr = \frac{2\pi \eta \omega}{\theta} \left[\frac{r^3}{3} \right]_0^R$$

$$T = \frac{2\pi \eta \omega R^3}{3\theta} \qquad ③$$

式③に数値を代入して

$T = 0.000\,025\ \mathrm{N \cdot m} = 2.5 \times 10^{-5}\ \mathrm{m^2 \cdot kg \cdot s^{-2}}$

問 5.1 水の気化熱を $40.8\ \mathrm{kJ \cdot mol^{-1}}$, 水 1 mol を 18 g, 水の密度を $1.0\ \mathrm{g \cdot cm^{-3}}$ とすると

$$40.8\ \mathrm{kJ \cdot mol^{-1}} \times \frac{10\ \mathrm{cm^3}}{18\ \mathrm{g \cdot mol^{-1}} / 1.0\ \mathrm{g \cdot cm^{-3}}}$$

$= 23\ \mathrm{kJ}$

問 5.2 比熱 C_p 〔$\mathrm{J \cdot kg^{-1} \cdot K^{-1}}$〕の水 m 〔kg〕の温度を θ 〔K〕上昇させるのに必要なエネルギーを Q 〔J〕とすると

$Q = C_p m \theta$

時間 t 〔s〕当りで考えると

$$\frac{Q}{t} = C_p \frac{m}{t} \theta$$

電気抵抗 R に電流 I が流れているときの電力 P は

$$P = I^2 R = (0.1\ \mathrm{A})^2 \times 1 \times 10^3\ \Omega = 10\ \mathrm{W} = 10\ \mathrm{J \cdot s^{-1}} = \frac{Q}{t}$$

毎秒 10 mL で流れる水は, 密度 $1 \times 10^3\ \mathrm{kg \cdot m^{-3}}$ より, 単位時間の質量で考えると

$$(10 \times 10^{-6}\ \mathrm{m^3 \cdot s^{-1}}) \times (1 \times 10^3\ \mathrm{kg \cdot m^{-3}}) = 10 \times 10^{-3}\ \mathrm{kg \cdot s^{-1}} = \frac{m}{t}$$

よって

$$\theta = \frac{Q}{t} \bigg/ \left(C_p \frac{m}{t} \right) = \frac{10\ \mathrm{J \cdot s^{-1}}}{(4.2 \times 10^3\ \mathrm{J \cdot kg^{-1} \cdot K^{-1}}) \times (10 \times 10^{-3}\ \mathrm{kg \cdot s^{-1}})}$$

$= 0.24\ \mathrm{K}$

問 5.3

$$\frac{(2 \times 10^3\ \mathrm{Pa}) \times (1.0 \times 10^{-4}\ \mathrm{m^3 \cdot s^{-1}})}{0.25} = 0.8\ \mathrm{W}$$

問 5.4 $(4.2 \times 10^3\ \mathrm{J \cdot kg^{-1} \cdot K^{-1}}) \times (1 \times 10^3\ \mathrm{kg \cdot m^{-3}}) \times (1 \times 10^{-4}\ \mathrm{m^3})$

$$= 4.2 \times 10^2 \, \text{J} \cdot \text{K}^{-1}$$

$$\frac{0.8 \, \text{J} \cdot \text{s}^{-1} \times 0.75}{4.2 \times 10^2 \, \text{J} \cdot \text{K}^{-1}}$$

$$= 1.4 \times 10^{-3} \, \text{K} \cdot \text{s}^{-1}$$

問 5.5 物質透過量 Q は，膜面積 A，浸透圧差 ΔP に比例し，膜厚 t に反比例する。

$$Q \propto A\frac{\Delta P}{t}, \qquad 4 \times 2 \times \frac{1}{2} = 4 \text{ 倍}$$

問 5.6 陽イオンと陰イオンを合わせた全体のイオンのモル濃度は $2 \times 1.5 \times 10^2$ mol·m^{-3} である。

気体定数は $8.3 \, \text{J} \cdot \text{K}^{-1} \cdot \text{mol}^{-1}$，温度は $310 \, \text{K}$ なので，式 (5.8) より

$2 \times 1.5 \times 10^2 \, \text{mol} \cdot \text{m}^{-3} \times 8.3 \, \text{J} \cdot \text{K}^{-1} \cdot \text{mol}^{-1} \times 310 \, \text{K} = 7.7 \times 10^5 \, \text{Pa}$

問 6.1 筋力を F_m〔N〕とすると，股関節支持力の作用点を中心とするモーメントのつり合い（図 6.1 参照）より

-600〔N〕$\times 0.01$〔m〕$+ F_m$〔N〕$\times 0.02$〔m〕$= 0$

よって，$F_m = 300 \, \text{N}$ となる。

股関節支持力を F〔N〕とすると，力のつり合いより

F〔N〕$- 600$〔N〕$- 300$〔N〕$= 0$

よって，股関節支持力は 900 N となる。

問 6.2 （図 6.2 参照）

増加： くぎ抜き，洋はさみ，栓抜き

減少： ピンセット

問 6.3 式 (6.1) において，毎分 1 000 回転より

$$\omega = 2\pi \times \frac{1\,000}{60} \, \text{rad} \cdot \text{s}^{-1}$$

$r = 0.3 \, \text{m}$ なので，遠心力による加速度は

$r\omega^2 = 3.3 \times 10^3 \, \text{m} \cdot \text{s}^{-2}$

重力加速度 $g = 9.8 \, \text{m} \cdot \text{s}^{-2}$ より

$$\frac{r\omega^2}{g} = 3.4 \times 10^2 \text{ 倍}$$

問 6.4
- くさび効果： 平行でない 2 面間の相対速度によって，流体が狭いところへ入り込むことによって圧力を発生する。
- しぼり効果： 2 面間の距離が狭まることによって，挟まれた流体が圧力を発生する。

生体関節では，上記の効果，および，関節表面の弾性変形によって，流体が関節面に長時間保持され，流体圧力を発生し，流体潤滑が維持されると考

問 6.5 ・弁での軸と軸受け，または，弁葉と支柱の間の潤滑。
・ロータリーポンプの場合は，回転軸と軸受けの間の潤滑（磁気浮上などの工夫がある）。

問 7.1 吐出流量： $(1.0 \sim 4.0) \times 10^{-4}$ m$^3\cdot$s^{-1}
入口・出口圧力差： $13 \sim 27$ kPa
流体： 血液（電解質水溶液）
流体粘性係数： $0.005 \sim 0.01$ Pa$\cdot$s
流体温度： 310 K
耐用年数： 50 年

問 7.2 図 A.1 参照。

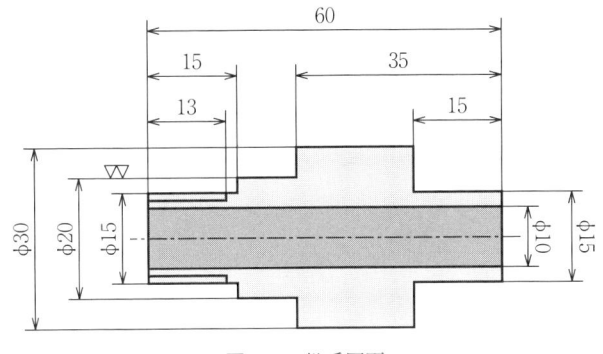

図 A.1 継手図面

問 7.3 ・最大高さ： 山と谷の間の最大距離。
・十点平均粗さ： 最も高い山頂から 5 番目までの山頂の高さの絶対値と，最も低い谷底から 5 番目までの谷底の絶対値の和を 5 で割る。
・平均二乗粗さ： 山と谷の間の平均面からの偏差の二乗和の平均値の平方根。

索　引

【あ】
足　場　25
圧縮性　48
圧　着　131
圧閉度　114
圧　力　48
アブレシブ摩耗　119
洗い流し　126
安全係数　126

【い】
位置エネルギー　93

【う】
運動エネルギー　93
運動自由度　105

【え】
液　晶　93
SI 単位系　10
SN 比　20
NC 工作機械　131
エネルギー保存の法則　93
MRI　43
円運動　102
円周方向　25
遠心型人工心臓　117
遠心分離機　103
円錐平板型粘度計　68
エンタルピー　87
円筒カム　108
エントロピー　88
エントロピー増大の法則　88

【お】
応　力　28, 48
応力緩和　58
応力集中　43
応力振幅　39
応力-ひずみ線図　30
押出し　131

【か】
核磁気共鳴画像　20
拡張期　60
加　工　131
加工硬化　133
過重力　105
カテーテル　48, 94, 116
カニューレ　52
ガラス転移点　92
カルノーサイクル　94
カルマン渦　82
癌　124
慣性力　81

【き】
記憶装置　15
機　械　1
機械工学　3
機械力学　3
気化熱　90
気管支循環　60
危険率　21
気体定数　85
基本単位　10
逆回転レオスコープ　70, 103
境界潤滑　122
境界層　66, 96
凝血塊　115
凝固点　86
凝固点降下　86
凝着摩耗　119
曲　率　43
鋸歯状赤血球　98
虚　脱　52
切り欠き　43

【く】
き　裂　43

【く】
空　孔　42
クエット流　67
組立単位　10
繰返し数　39
クリープ変形　58

【け】
桁落ち　12
血液凝固　115
血液透析　98
結　晶　41, 92
血小板凝集　115
結晶粒　42
血　栓　115, 126
血栓形成度　68
ケルビン・フォークト
　モデル　58
研　削　131
原　点　27
研　磨　131, 133

【こ】
工　学　2
格子欠陥　42
膠質浸透圧　98
公称応力　32
向心力　102
高体温　91
高張液　98
喉頭鏡　45
降伏点　32
効　率　94
股関節　101
国際標準化機構　125
ゴースト　45
個体差　5, 21

索引

個体死	110	真実接触面積	112	せん断力図	34
固体潤滑	122	侵襲	18	潜熱	90
固定	25	心周期	9	旋盤	131
固定支持	35	親水性	115	専門用語	6
固有振動数	107	腎臓	98		
混合潤滑	122	靭帯	27	**【そ】**	
コントロール	6	心電図	13	増殖	131
		浸透圧	86, 97	層流	81
【さ】		振動電極法	14	疎水性	115
最大ひずみ	38	心拍出量	59	塑性変形	32
再封鎖	45				
サイフォンの原理	51	**【す】**		**【た】**	
細胞分裂	124	水素イオン濃度指数	87	第三角法	127
細胞膜	15, 45	垂直応力	28	体循環	59
材料力学	3	垂直抗力	111	対照	6
雑音	20	すくい面	132	対流	87
サーモグラフィー	92	スクリューポンプ	114	多結晶体	42
三重点	85	ステム	121	単位	9
3点曲げ	36	ステンレス鋼	47	タンクトレッド運動	40
		ストライエーション	39	単結晶体	41
【し】				単純支持	35
閾値	19, 127	**【せ】**		弾性係数	32
軸集中	76	正規分布	21	弾性変形	32
次元	10	制御	6, 109	弾性流体潤滑	122
脂質二重層	15	成形	131	断熱圧縮	88
システム	109	静止摩擦係数	111	断熱膨張	89
4端子法	14	脆性	107	断面2次モーメント	37
質量保存の法則	49	生体	3	単量体	133
時定数	109	生体機械学	8		
シビア摩耗	119	生体機械工学	6	**【ち】**	
シャント	50	生体材料学	8	力	3
収縮期	60	生体電子工学	8	——のモーメント	101
集中荷重	34	生体流体学	8	長軸方向	25
手術ロボット	4	生理食塩水	98		
潤滑	122	セグメンテドポリウレタン		**【つ】**	
潤滑剤	122		117	強さ	38
仕様書	125	設計	3, 125		
初期摩耗	119	設計図	127	**【て】**	
処女面摩耗	119	赤血球	40	定圧比熱	87
助走距離	66	赤血球浸透圧抵抗試験	98	定常流	78
助走区間	66	切削	131, 132	定積比熱	87
真応力	32	接触角	115	低体温	90
人工関節	120	絶対零度	85	低張液	98
人工心臓	6, 125	線維素溶解	115	テイラー渦	77
人工心臓弁	121	せん断応力	28, 53	ディンプル	39
人工心肺	90	せん断速度	53	デオキシリボ核酸	124

てこの原理	102	拍動流	79	ヘパリン	116
転 位	42	ハーゲン・ポアズイユ流	61	ヘマトクリット	55
電界紡糸	131	はめ合い	128	ヘモグロビン	40
電気エネルギー	93	パワーアシストスーツ	4	ベルヌーイの式	49
電磁流量計	19	半径方向	25	変形性	25
伝 導	87			変形率	103
		【ひ】		弁 座	121
【と】		非圧縮性流体	49	変 数	9
統 計	5	非晶質	92	弁 葉	121
等張液	98	非侵襲	18		
ドップラー効果	19	ピストン・ベローズ型	108	【ほ】	
トルク	68	ひずみ	28	ポアソン比	29
		ひずみゲージ	30	ホイートストンブリッジ	19
【な】		ひずみ速度	53	放 射	87
内皮細胞	24	非線形	19	膨潤赤血球	98
		非定常流	78	法 則	6
【に】		非ニュートン流体	55	補助人工心臓	4
逃げ面	132	比熱容量	87	ホメオスタシス	88
2次流れ	76	非破壊検査	43	ボール盤	131
日本工業規格	125	比摩耗量	118		
ニュートン流体	54	標準偏差	21	【ま】	
		標本数	21	マイクロ加工	134
【ね】		表面粗さ	128	マイルド摩耗	119
熱エネルギー	93	表面張力	33, 114	膜型人工肺	4, 96
熱機関	94	疲労破壊	38	膜電位	100
熱交換器	90			マグヌス効果	76
熱伝達率	89	【ふ】		曲げモーメント図	34
熱伝導率	89	ファントム	46	摩擦角	111
熱平衡	87	フォトリソグラフィー	134	摩擦係数	111
熱容量	87	不可逆過程	88	摩擦力	111
熱力学	3	複合材料	25, 45	マックスウェルモデル	57
粘性係数	53	フック弾性体	32, 52	摩 耗	118
粘性力	81	沸 点	85	摩耗粉	118
粘弾性	57	沸点上昇	86		
		フライス盤	131	【み】	
【の】		プラグ流	61	見かけの接触面積	112
脳 死	12	ブリッジカリキュラム	7	密 度	48
脳死判定	13	プレーナ	131	脈 流	79
		プローブ	20		
【は】		分 化	131	【む】	
場	3	分解能	12	無秩序	88
肺	95	分布荷重	34		
配 向	131			【め】	
肺循環	60	【へ】		免疫染色	14
肺 胞	95	平均値	21	面心立方格子	41
配 列	24	——の差の検定	21		

索　　　　　引

【や】

焼き入れ	133
焼きなまし	133
焼け付き	120
ヤング・ラプラスの式	33

【ゆ】

融解熱	90
有効数字	12
融　点	85
ゆるみ	121

【よ】

溶　血	40
溶血率	41
溶　接	131
要　素	107
溶　融	131
よどみ	126
4点曲げ	37

【ら】

乱　流	81

【り】

離型剤	133
リサジュー図形	16
理想気体	85
流　線	82
流体潤滑	122
流体力学	3
流　量	59
履　歴	32
臨界制動	109
臨界レイノルズ数	81

【る】

ルシャトリエの原理	86

【れ】

零位法	19
レイノルズ数	81
レーザ光	17
連　銭	56
連続の式	49
連通管	48, 50

【ろ】

六方最密格子	41
ロボット	4
ローラポンプ	113

―― 著者略歴 ――
1977年　ベルリン自由大学人工心臓研究所にて研修
1979年　東京工業大学工学部機械物理工学科卒業
1981年　東京工業大学大学院理工学研究科修士課程修了
　　　　北里大学医学部助手，専任講師を経て
1994年　大阪工業大学助教授（電子工学科）
　　　　東京工業大学大学院非常勤講師
　　　　関西医科大学非常勤講師
2001年　大阪工業大学教授（電子工学科）
2006年　大阪工業大学教授（生体医工学科）
2007年　大阪工業大学大学院教授（生体医工学専攻）
2011年　工学院大学教授
　　　　現在に至る
　　　　医学博士・工学博士

専門分野：生体医工学，人工臓器
著　　書：生体計測工学入門（2000年刊，コロナ社）

生体機械工学入門
Introduction to Biomechanical Engineering　　ⓒ Shigehiro Hashimoto 2013

2013年5月17日　初版第1刷発行　　　　　　　　　　　　　　　　　★
2021年1月20日　初版第3刷発行

|検印省略|著　者|橋　本　成　広|
|発　行　者|株式会社　コロナ社|
|代表者　牛来真也|
|印　刷　所|萩原印刷株式会社|
|製　本　所|有限会社　愛千製本所|

112-0011　東京都文京区千石4-46-10
発行所　株式会社　コロナ社
CORONA PUBLISHING CO., LTD.
Tokyo Japan
振替 00140-8-14844・電話(03)3941-3131(代)
ホームページ https://www.coronasha.co.jp

ISBN 978-4-339-07234-1　C3047　Printed in Japan　　　　　　（中原）

〈出版者著作権管理機構　委託出版物〉
本書の無断複製は著作権法上での例外を除き禁じられています。複製される場合は，そのつど事前に，出版者著作権管理機構（電話 03-5244-5088，FAX 03-5244-5089，e-mail: info@jcopy.or.jp）の許諾を得てください。

本書のコピー，スキャン，デジタル化等の無断複製・転載は著作権法上での例外を除き禁じられています。購入者以外の第三者による本書の電子データ化及び電子書籍化は，いかなる場合も認めていません。
落丁・乱丁はお取替えいたします。